健康ライブラリー　イラスト版

糖尿病は先読みで防ぐ・治す

ドミノでわかる糖尿病の将来

監修　伊藤　裕　慶應義塾大学医学部
腎臓内分泌代謝内科教授

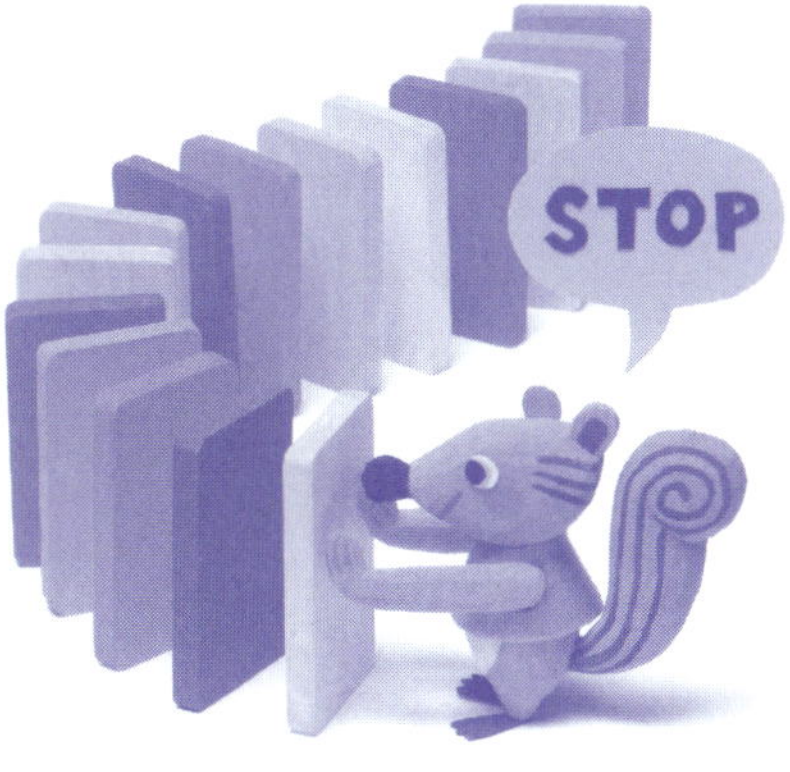

講談社

まえがき

糖尿病は、それ自体の症状はほとんどないのに、なぜ治療しなければいけないのかというと、合併症が起こるからです。しかし合併症をくわしく解説した本は、糖尿病を専門とするような医師が読むような専門書をのぞいて、ほとんどありません。

糖尿病の患者さん向けの書籍は数多くありますが、糖尿病だけを解説したものや食事療法に基づいたレシピが中心です。合併症を起こさないために糖尿病の治療をするので、もちろんそういった本も大切です。

起こってしまった糖尿病や合併症に対しては、治療法の研究がかなり進歩して、効果的な薬もたくさん現れています。発症後は、今や電車に乗ったかのように、受けるべき治療とその時期が決まっています。一方で予防法となると、研究はまだまだ十分といえないのが実状です。

私は、糖尿病の治療を専門にして三〇年以上になりますが、経験上、予防を軸にした場合、もっと効果的な対策ができると感じています。例えばこの本では、Ⅱ型糖尿病を二つのタイプに分け、糖尿病や合併症の原因や病気が現れてくる時期をドミノにたとえて時系列で表しています。合併症が現れる順番と、自分がドミノのどこにいるかがわかれば、合併症をより効果的に予防でき、合併症が現れても早く気づくことができます。

本書では、タイプ分けなどの条件に一定の基準を掲載しています。これは、患者さんや患者さんのご家族には、ある程度具体的な基準があったほうがわかりやすいと思いましたので、あえて設けたものです。

これらの基準は、私の経験に基づいているものです。専門家の先生方には批判もあるでしょうが、先生方の数多くの経験から同感してくださる方も多いかと思います。

本書を読むことで、やみくもに糖尿病をおそれることなく、将来を先読みして適切な時期に適切な治療に取り組みやすくなります。すでに糖尿病になった人はもちろん、予備群の人や糖尿病のリスクが高い人にも役立つ一冊です。みなさまがよりよい生活を送れることを祈っています。

慶應義塾大学医学部
腎臓内分泌代謝内科教授
伊藤 裕

糖尿病は先読みで防ぐ・治す
ドミノでわかる糖尿病の将来

もくじ

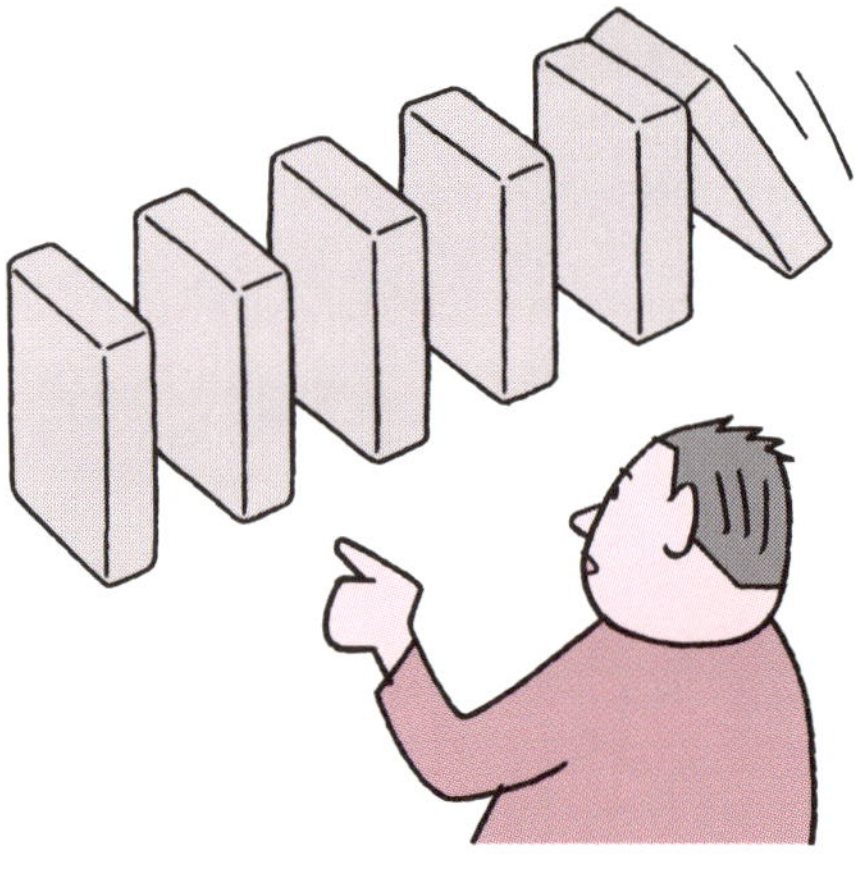

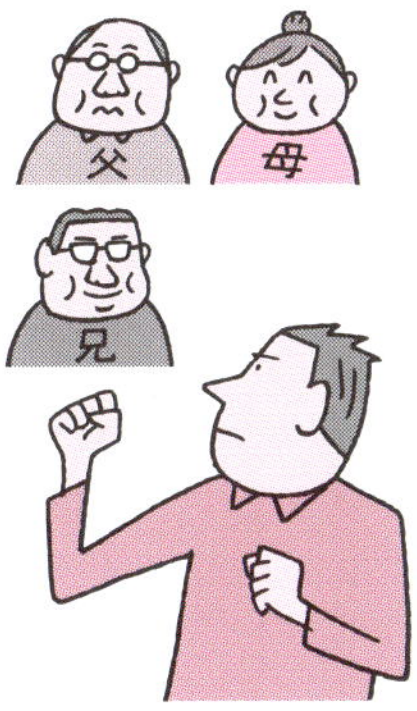
父
母
兄

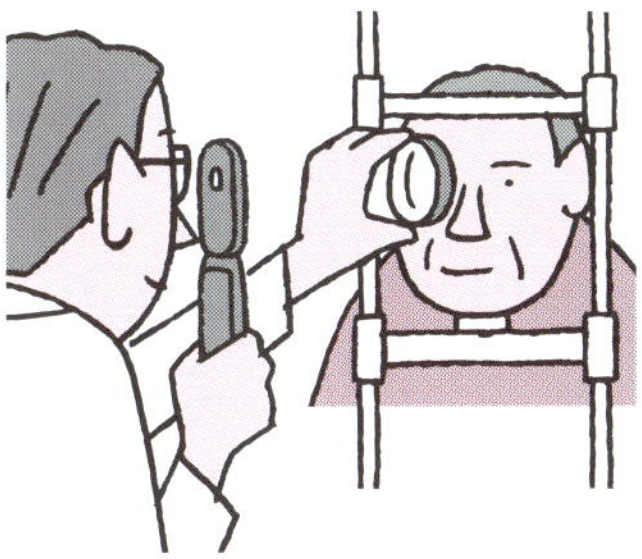

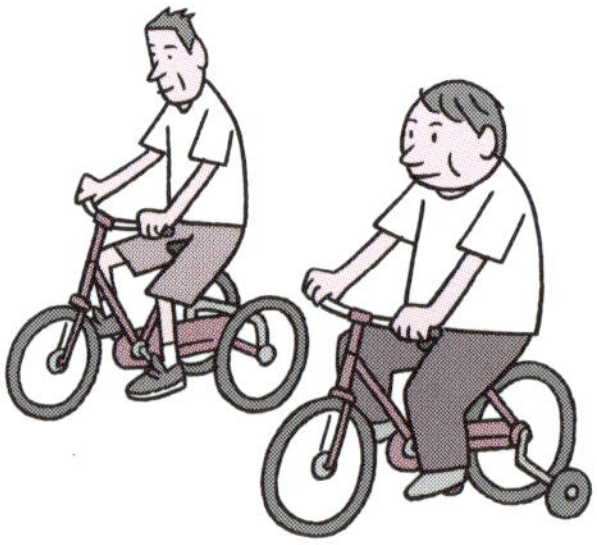

4 合併症が現れたら必要なこと

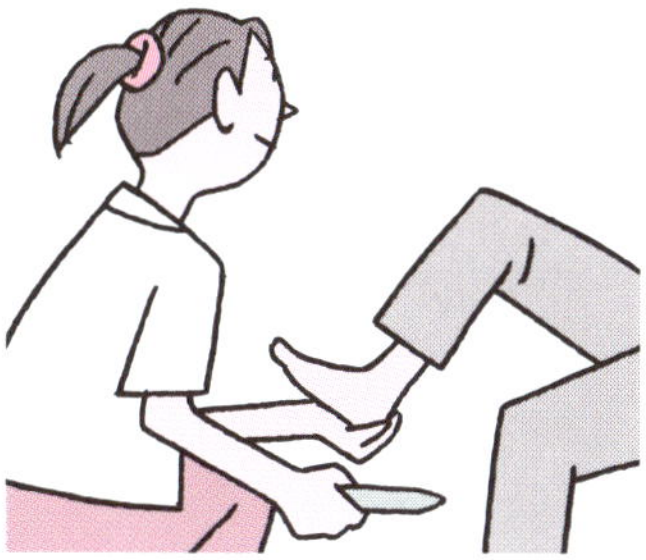

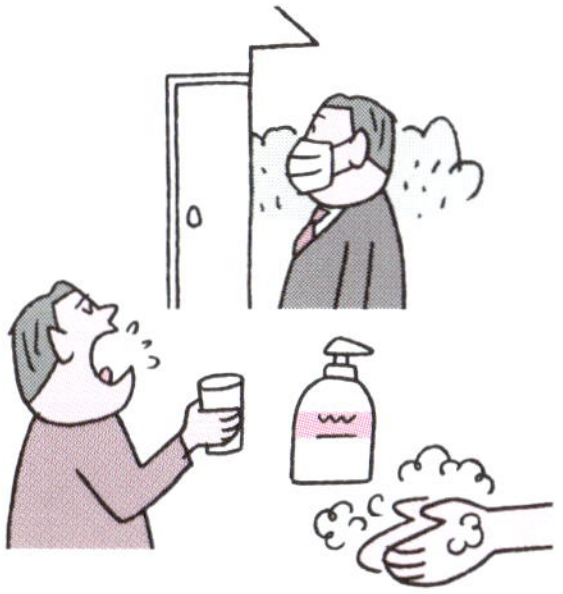

ほうっておくとどうなる

糖尿病がドミノ倒しのように病気を起こす

糖尿病は痛みなどの症状はありません。
それなのになぜ治療が必要か、疑問に思う人もいるでしょう。
糖尿病が怖いのは、全身に次々と重大な病気を引き起こすからです。

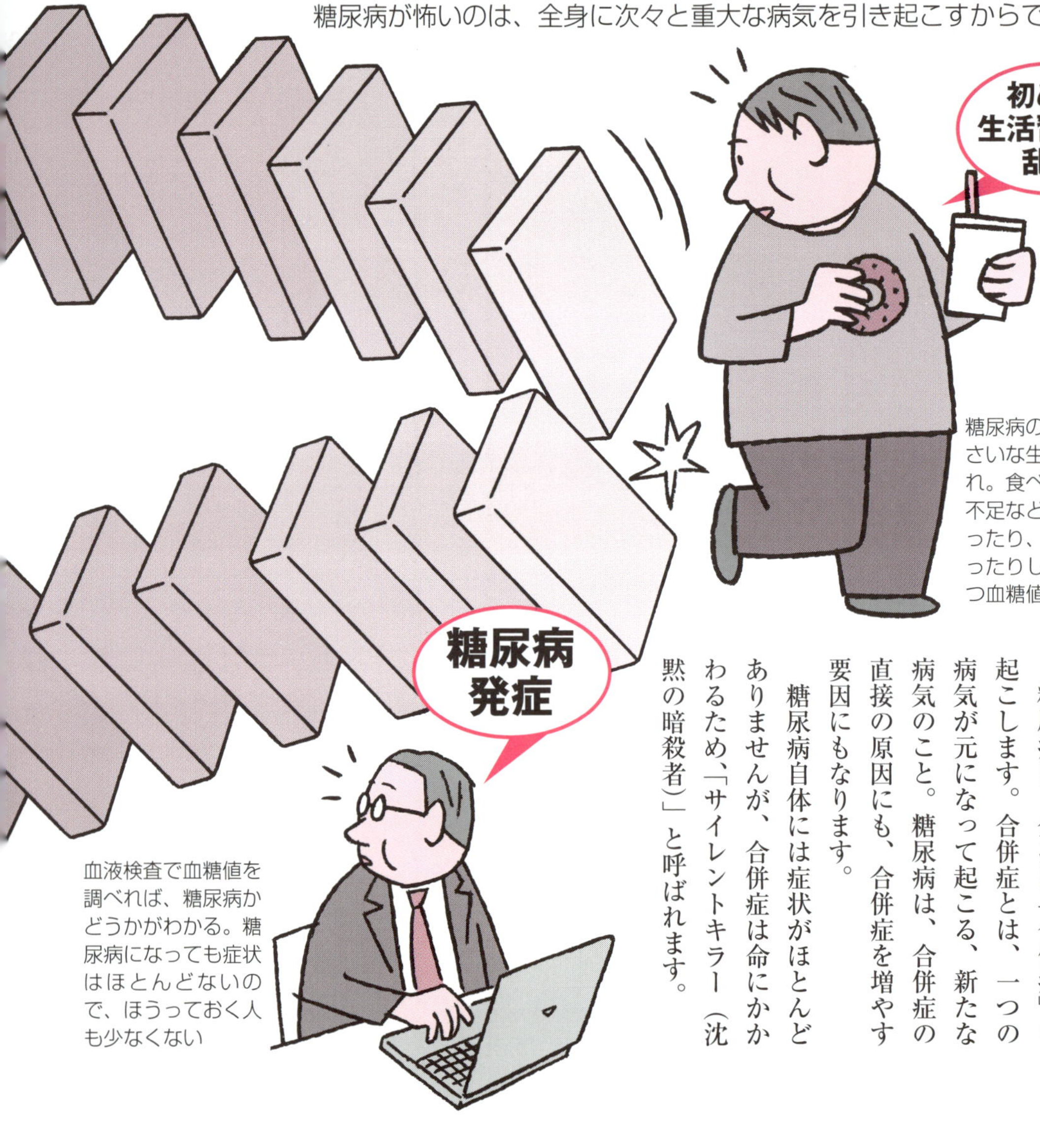

糖尿病の原因は、ささいな生活習慣の乱れ。食べすぎや運動不足などが積み重なったり、肥満が起こったりして、少しずつ血糖値が上がる

血液検査で血糖値を調べれば、糖尿病かどうかがわかる。糖尿病になっても症状はほとんどないので、ほうっておく人も少なくない

サイレントキラー「糖尿病」

糖尿病は、全身に「合併症」を起こします。合併症とは、一つの病気が元になって起こる、新たな病気のこと。糖尿病は、合併症の直接の原因にも、合併症を増やす要因にもなります。

糖尿病自体には症状がほとんどありませんが、合併症は命にかかわるため、「サイレントキラー（沈黙の暗殺者）」と呼ばれます。

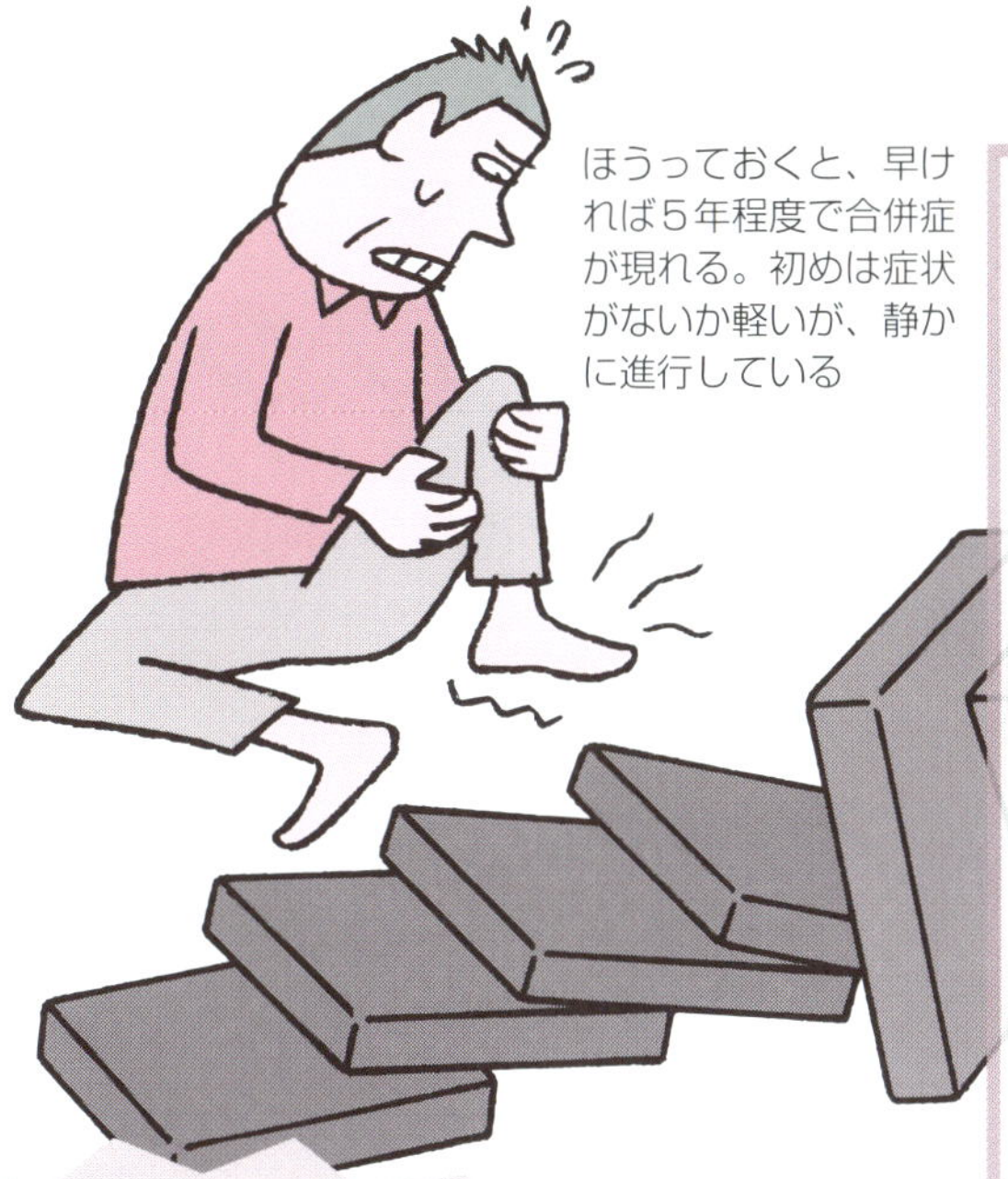

ほうっておくと、早ければ５年程度で合併症が現れる。初めは症状がないか軽いが、静かに進行している

糖尿病が原因で起こる病気（三大合併症）

- 神経障害→36ページ参照
- 網膜症《もうまくしょう》→38ページ参照
- 腎症《じんしょう》→40ページ参照

この３つの病気は、糖尿病がなければ起こらない病気で、「三大合併症」と呼ばれます。糖尿病の代表的な合併症で、糖尿病になってから進み始めます。

糖尿病があると増える病気

- 大血管症(動脈硬化《とうみゃくこうか》、脳梗塞《のうこうそく》、心筋梗塞《しんきんこうそく》、閉塞性《へいそくせい》動脈硬化症)→34ページ参照
- 感染症→42ページ参照
- 骨粗しょう症→44ページ参照
- 認知症→46ページ参照
- 歯周病→48ページ参照
- がん→50ページ参照
- 足病変《あしびょうへん》→94ページ参照

これらの病気は、糖尿病がなくても起こりますが、糖尿病がない人よりも起こりやすくなり、悪化も早くなります。広い意味で「合併症」に含まれます。

生活の質が下がり、生命の危機もある

合併症の多くは無症状で進行し、症状が現れたときには危険な状態です。合併症が進行すると、生活に支障をきたすだけでなく、生命にも危機が及びます。進行する前に防ぐ必要があります。

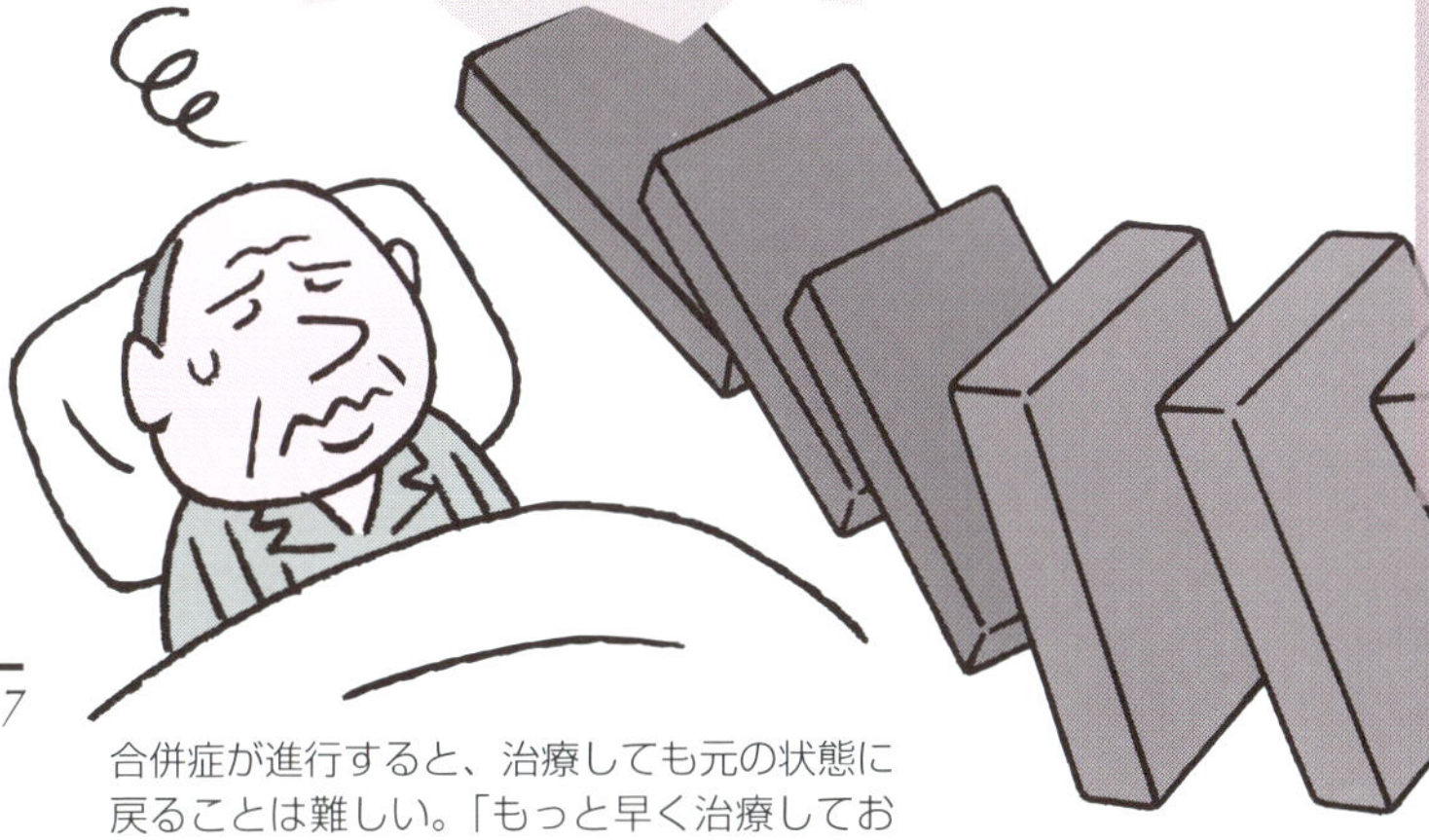

合併症が進行すると、治療しても元の状態に戻ることは難しい。「もっと早く治療しておけば……」と後悔しないように予防して

悪化しやすいポイントは

ドミノ倒しが進みやすい「リスク」は4つ

「リスク」とは、病気の危険性を高めるもののことです。
リスクがあると、糖尿病や合併症の発症や悪化が早くなり、
多いほど危険性が高まります。

肥満

おなかが出ている。BMIが25以上

肥満は、糖尿病と合併症の発症・悪化に大きな影響力のあるリスク。糖尿病のほか、高血圧や脂質異常症も伴う人が多くみられます。BMI（18ページ参照）が25以上の人や腹囲がメタボリックシンドローム（メタボ）の基準に当てはまる人は要注意。

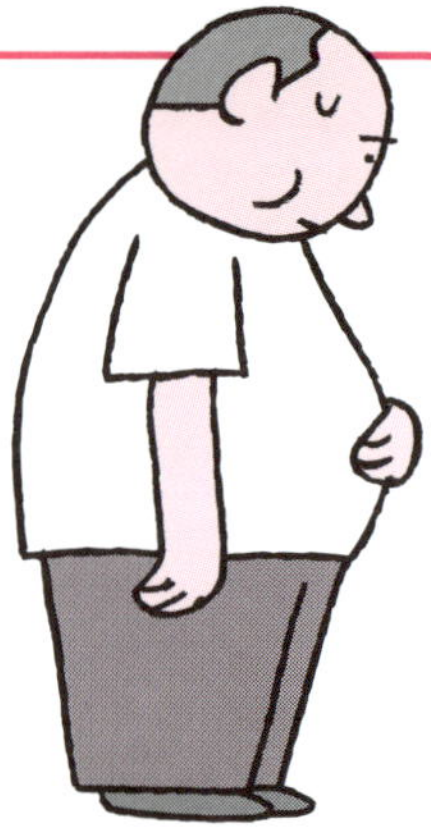

いわゆる「リンゴ型」の肥満はより怖い。メタボ健診で腹囲が引っかかった人が当てはまる

家族歴

血縁に糖尿病の人がいる

糖尿病の発症・悪化に、大きな影響力のあるリスク。「家族歴」とは、両親やきょうだいなど血のつながった人の病気歴のことです。家族歴に糖尿病がある場合、将来糖尿病になる可能性が高まります（18ページ参照）。

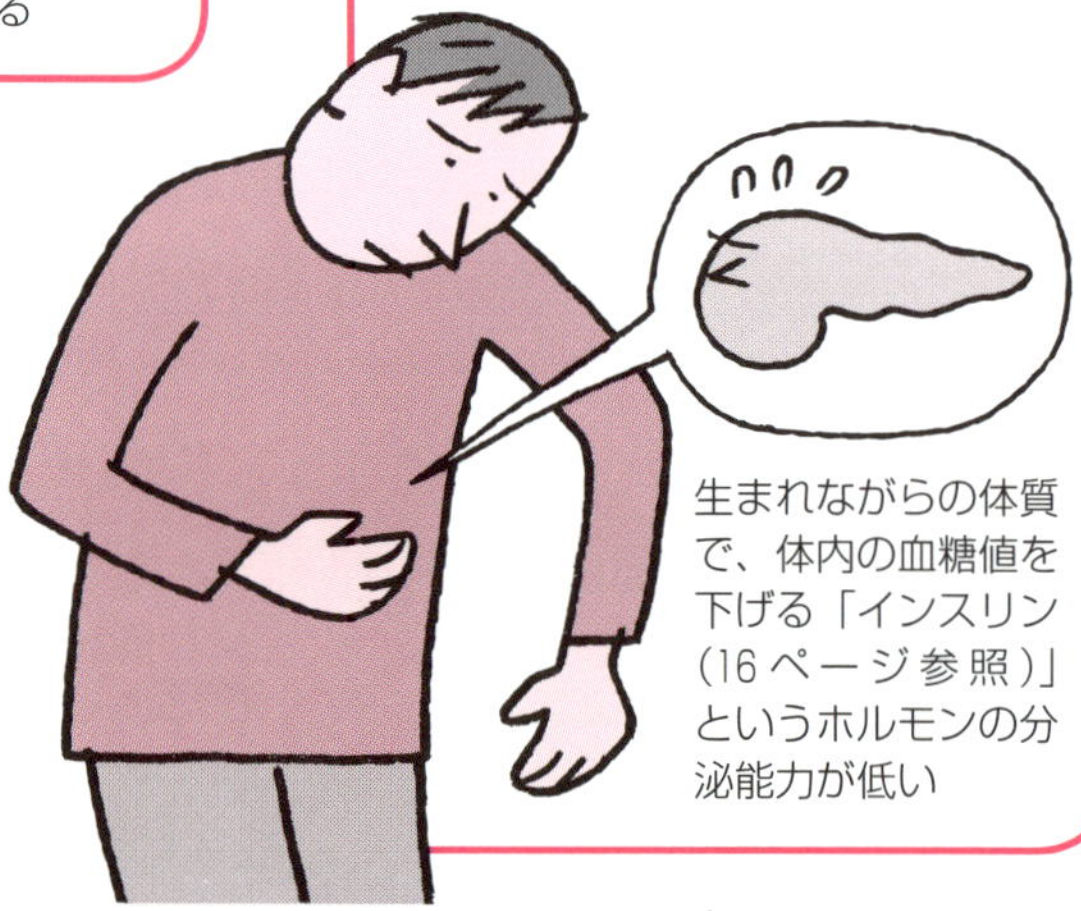

生まれながらの体質で、体内の血糖値を下げる「インスリン（16ページ参照）」というホルモンの分泌能力が低い

リスクの特徴を知り、減らせるものは減らす

糖尿病のリスクは、大きく分けて四つ。全てのリスクが同じように働くかというと、そうではありません。糖尿病にかかわるものや合併症にかかわるものがあり、影響力も違います。お互いに影響しあうものもあります。

自分にどのリスクがあるかを知り、減らせるリスクは減らすように対策をとりましょう。

生活習慣病

糖尿病のある人が、生活習慣病のなかでも、特に次の病気を伴うと危険です。１つでも危険ですが、２つともあると影響力がさらに増します。

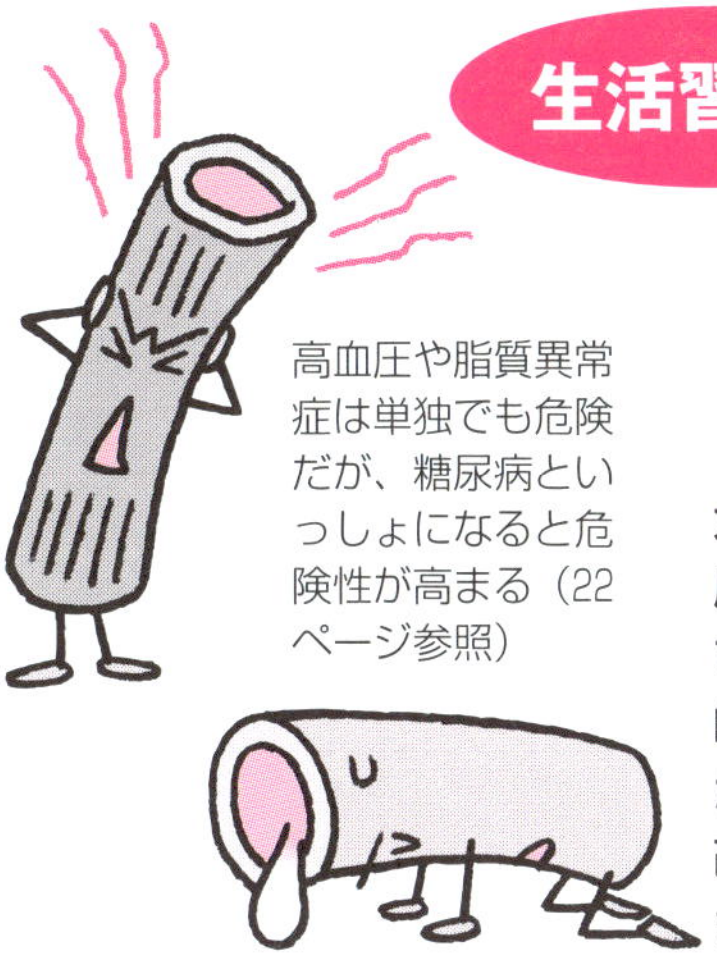

高血圧や脂質異常症は単独でも危険だが、糖尿病といっしょになると危険性が高まる（22ページ参照）

高血圧がある
（140/90mmHg以上）

合併症の発症と悪化に、大きな影響力があります。原因は、肥満や塩分のとりすぎなどの生活習慣、遺伝的な体質（家族歴に高血圧がある）です。生活習慣の改善や薬でコントロールします（54ページ参照）。

脂質異常症がある
（中性脂肪150mg/dL以上、HDLコレステロール40mg/dL未満、LDLコレステロール140mg/dL以上）

合併症、特に動脈硬化の発症と悪化に、大きな影響力があります。原因は、中性脂肪とHDLは肥満や食事などの生活習慣で、LDLは遺伝的な体質（家族歴に高LDL血症がある）です。生活習慣の改善や薬でコントロールします（54ページ参照）。

生活習慣の乱れ

食べすぎや運動不足以外にも、生活習慣でリスクになるものがあります。特に影響が大きいのは次の３つです。

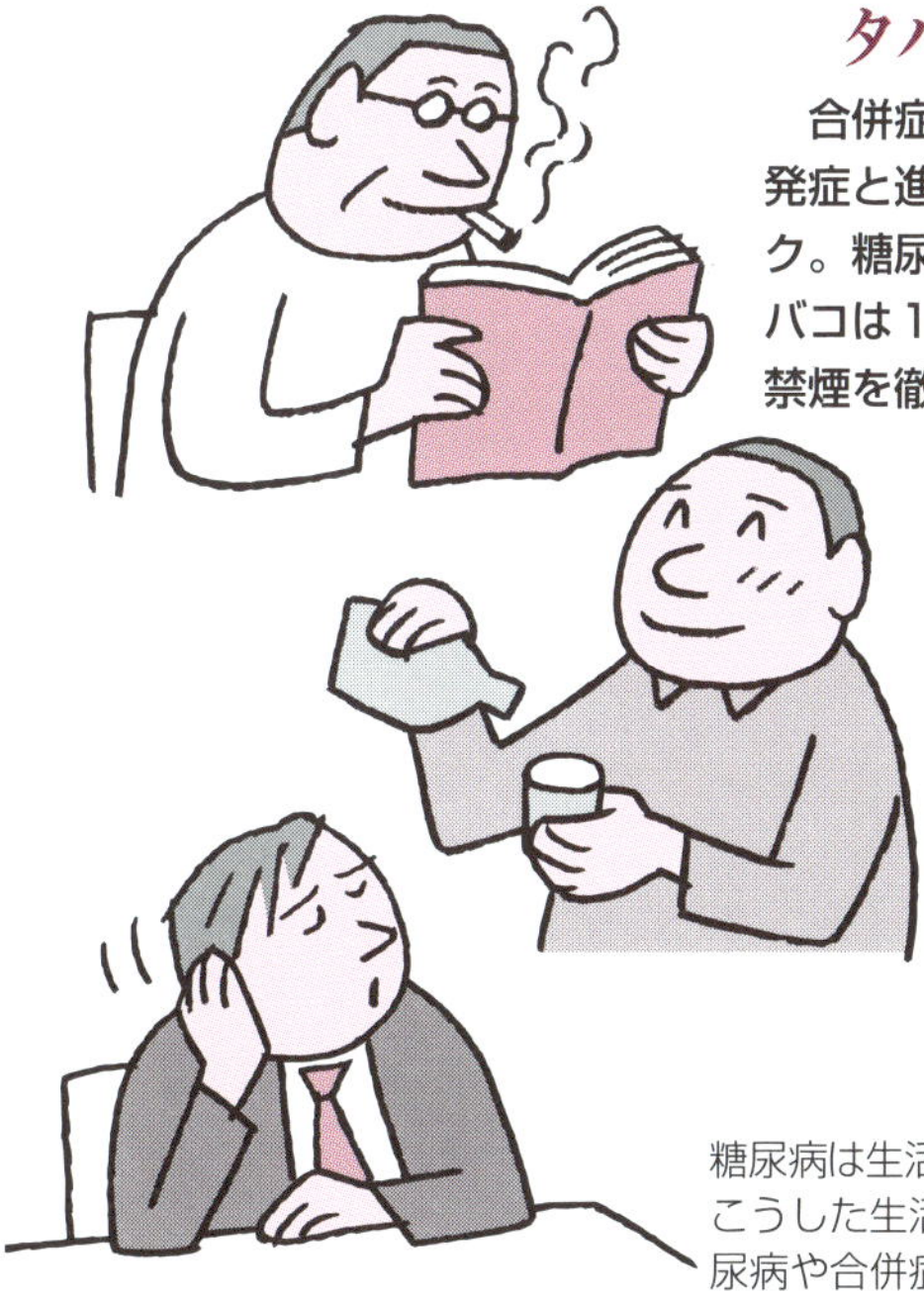

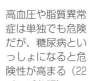

糖尿病は生活習慣病のひとつ。こうした生活習慣の乱れが糖尿病や合併症を悪化させる

タバコを吸う

合併症、特に動脈硬化の発症と進行に影響するリスク。糖尿病になったら、タバコは１本でも危険です。禁煙を徹底しましょう。

お酒を飲みすぎる

お酒は“百薬の長”とも言いますが、過ぎたるは及ばざるがごとし。食べすぎたり脂肪肝（肝臓に脂肪がたまる病気）になったりして、糖尿病を悪化させます。節酒ができなければ禁酒しましょう。

睡眠不足がある

睡眠不足は、糖尿病の悪化のリスク。自律神経（37ページ参照）の働きで血糖値が上がったり、インスリン抵抗性（17ページ参照）が高まったりします。規則正しい生活を送りましょう。

これから どうなる

糖尿病の将来はドミノでわかる

本書では、Ⅱ型糖尿病を2つの「タイプ」に分けて解説します。
Ⅱ型糖尿病の将来をドミノで表してみると、
タイプ別にドミノが違うことがわかります。

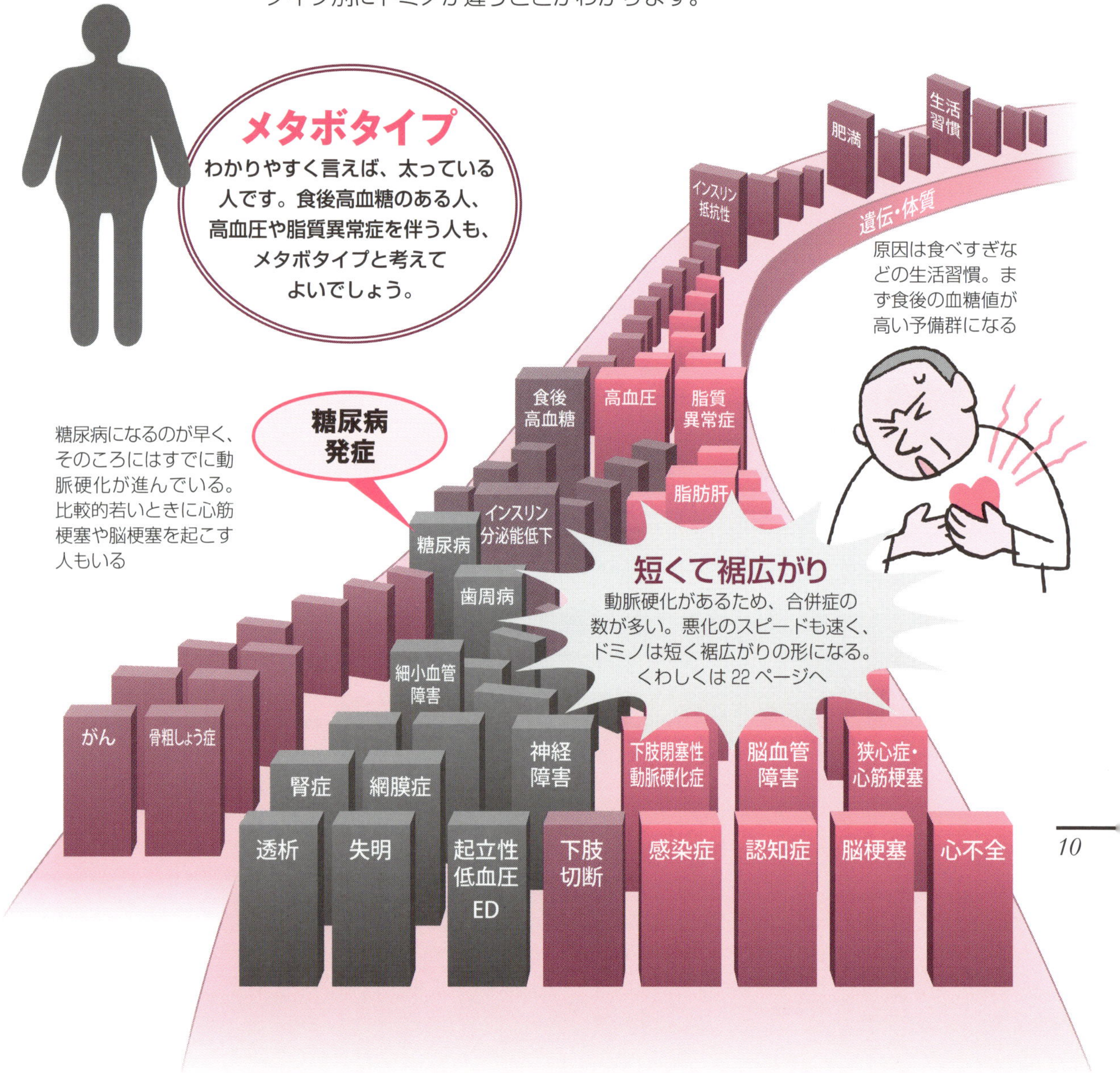

メタボタイプ
わかりやすく言えば、太っている人です。食後高血糖のある人、高血圧や脂質異常症を伴う人も、メタボタイプと考えてよいでしょう。
生活習慣
肥満
インスリン抵抗性
遺伝・体質
原因は食べすぎなどの生活習慣。まず食後の血糖値が高い予備群になる
食後高血糖
高血圧
脂質異常症
脂肪肝
糖尿病発症
糖尿病になるのが早く、そのころにはすでに動脈硬化が進んでいる。比較的若いときに心筋梗塞や脳梗塞を起こす人もいる
インスリン分泌能低下
糖尿病
歯周病
短くて裾広がり
動脈硬化があるため、合併症の数が多い。悪化のスピードも速く、ドミノは短く裾広がりの形になる。
くわしくは22ページへ
細小血管障害
がん
骨粗しょう症
腎症
網膜症
神経障害
下肢閉塞性動脈硬化症
脳血管障害
狭心症・心筋梗塞
透析
失明
起立性低血圧
ED
下肢切断
感染症
認知症
脳梗塞
心不全

Ⅱ型糖尿病は将来が大きく二つに分かれる

糖尿病にはⅠ型とⅡ型があり（一七ページ参照）、患者さんのほとんどはⅡ型です。この本ではⅡ型を中心に解説します。

Ⅱ型の人は、家族歴や肥満があるかどうかで二つの「タイプ」に分けて考えましょう（タイプ分けのくわしい条件は一八ページ参照）。どちらのタイプになるかで、将来が大きく変わってきます。

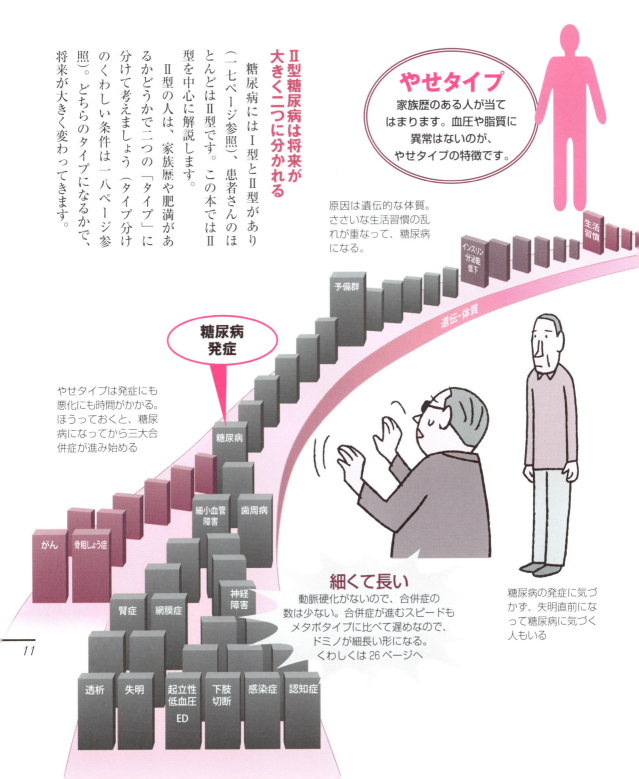

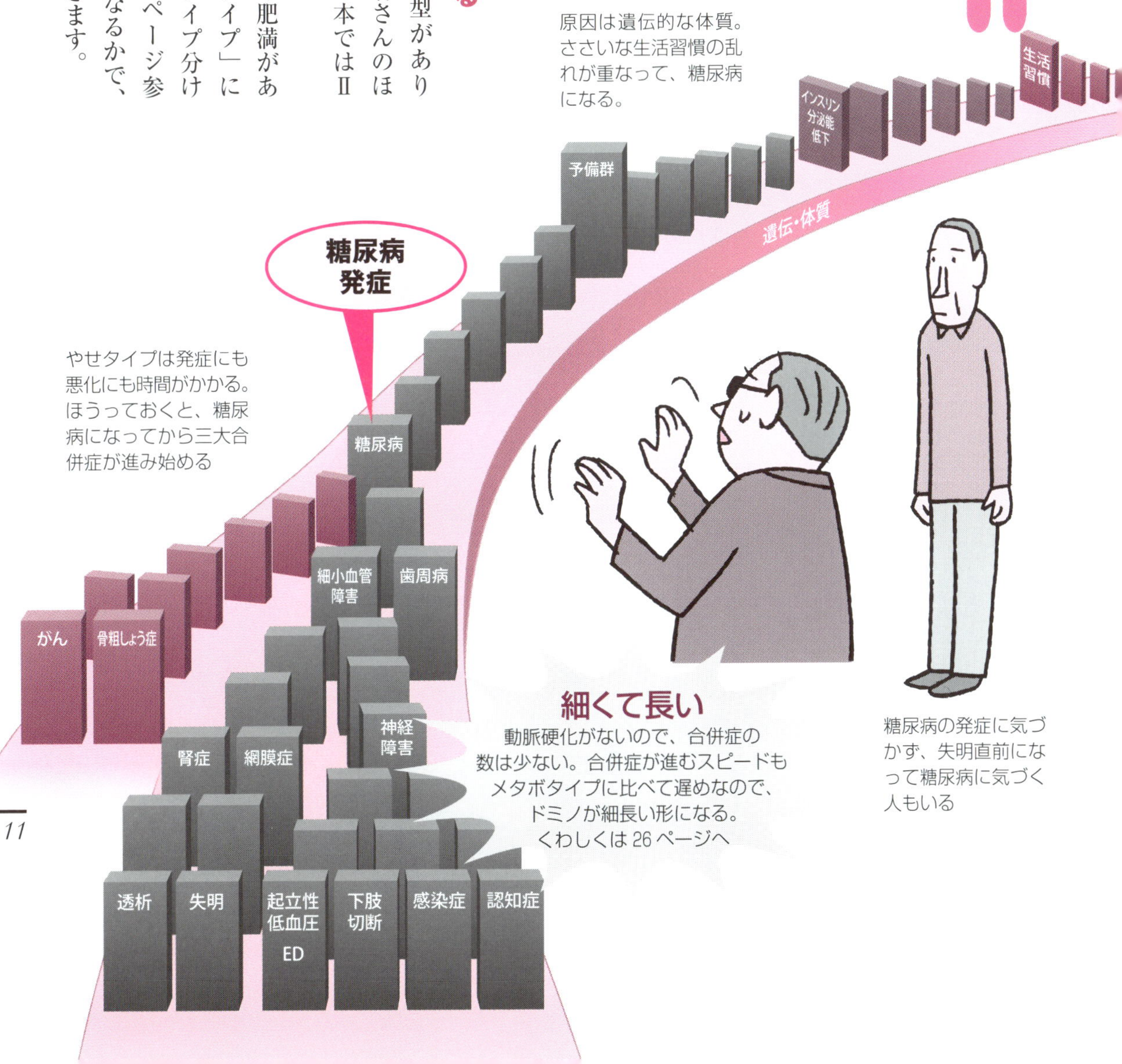

将来がわかれば 今できること も見えてくる

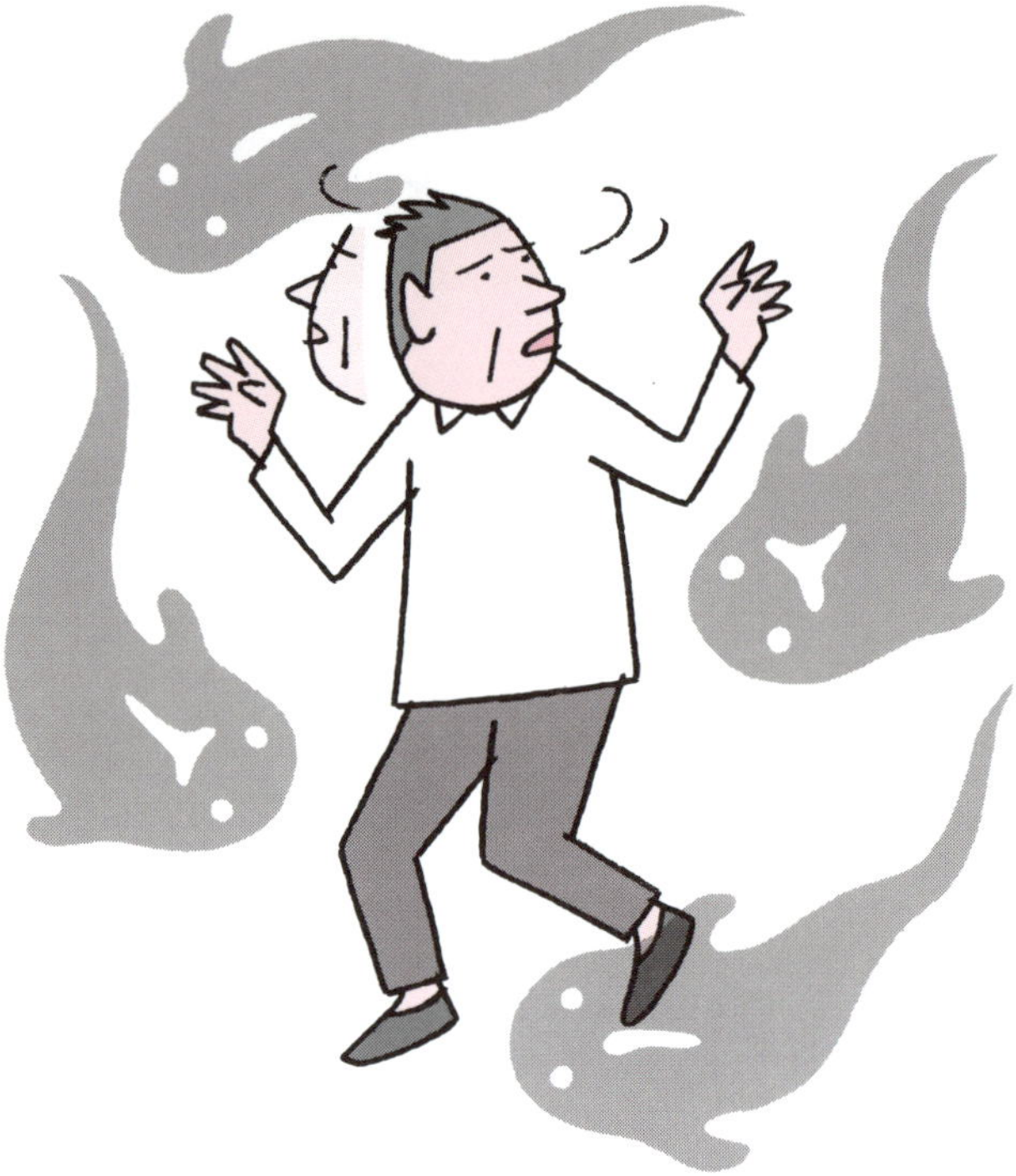

今までは……

将来の見通しが立たず、糖尿病や合併症になってから治療を始める人がほとんど。治療をがんばっても、思うほど効果が上がらない人も少なくありません。

これからは

先読みで防ぐ・治す

まず、この先なにが起こるのかを知れば、自分が今どういう状態で、どの程度危険かということがわかります。次に起こる合併症を防ぐ方法もわかり、合併症が起きたときに早く気づけます。

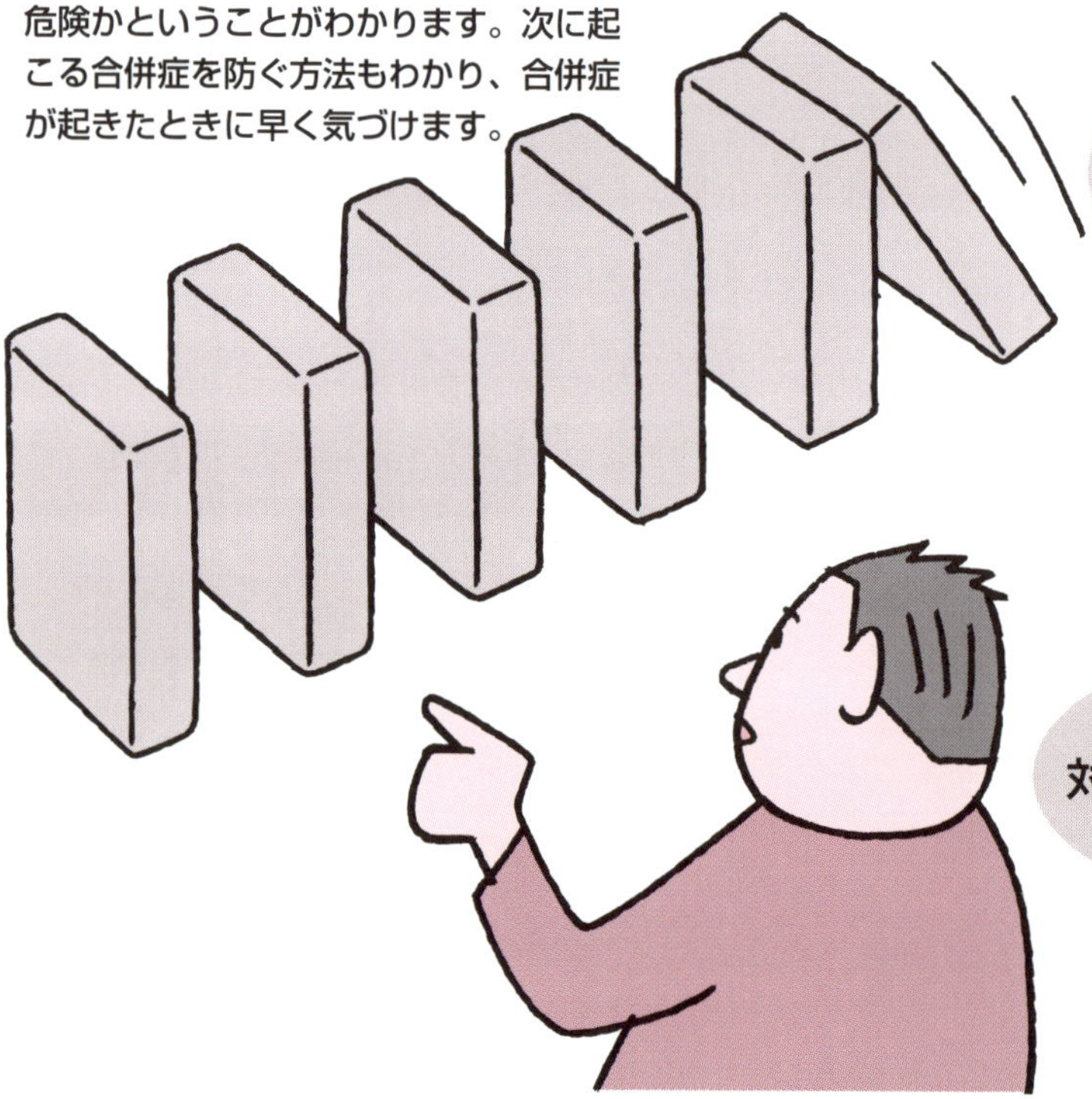

合併症の気づき方を知る
→32ページへ

タイプ別により効果的に合併症を防ぐ
→56ページへ

合併症ごとに対処法・治療を知る
→72ページへ

1

糖尿病の将来はタイプで違う

Ⅱ型糖尿病の人は、大きく2つの「タイプ」に分けられます。
タイプによって、将来起こりうる合併症が違います。
血糖値の上がり方も予備群の段階から違うので、
予備群や糖尿病になったときに気づくコツも
知っておきましょう。

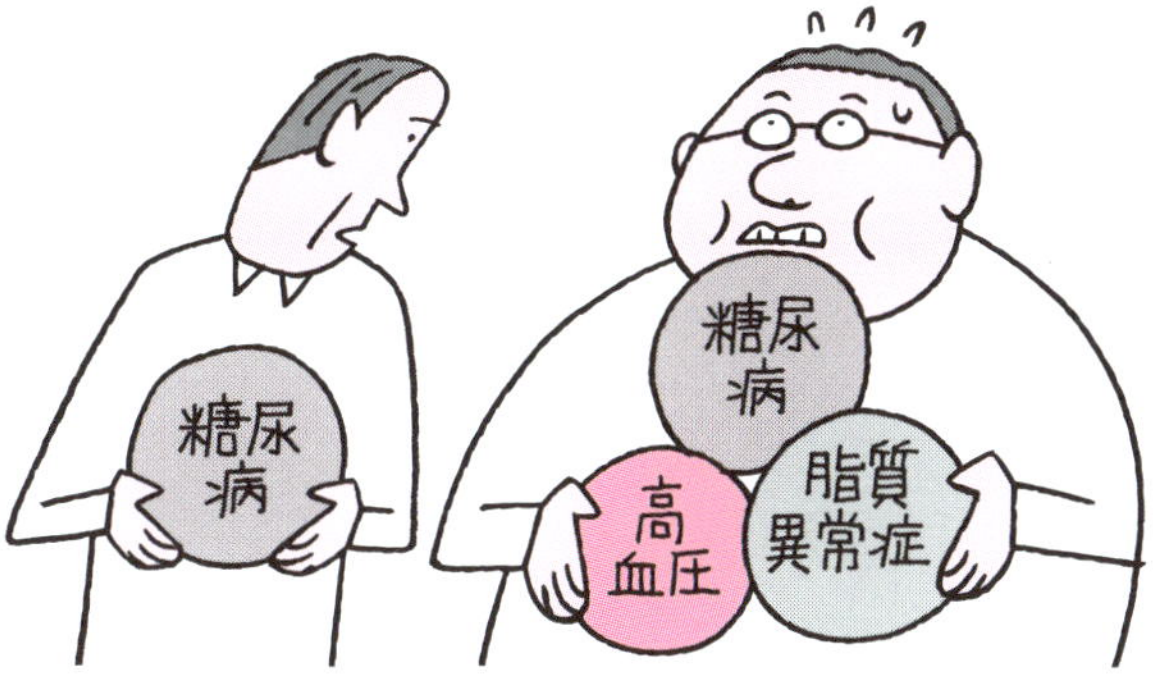

これだけは知っておこう

糖尿病と診断される基準

健康診断で「尿糖が出ている」「血糖値が高め」などの判定が出たからといって、すぐに糖尿病と診断されるわけではありません。診断には血液検査を受け、その数値をもとに判定されます。

糖尿病は血液検査でわかる

「糖尿病」という病名からか、“尿に糖が出る病気”“尿検査でわかる”と思っている人もいます。正しくは、血液検査を受け、「血糖値」と「ＨｂＡ１ｃ《ヘモグロビンエーワンシー》」を調べて診断されます。

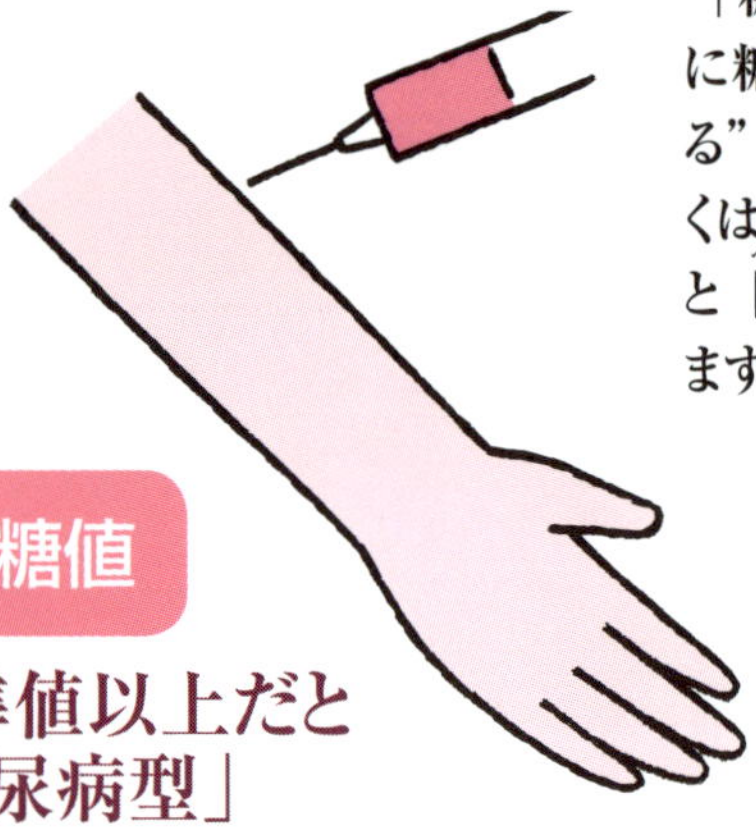

血糖値

基準値以上だと「糖尿病型」

食事の影響を受けるため、基準値は検査によって異なる。「空腹時血糖値」、ブドウ糖負荷試験で測る「負荷後2時間血糖値（2時間値）」、特に条件のない「随時血糖値」がある。診断には空腹時と2時間値が使われる

糖尿病型

空腹時 126 以上、または2時間値 200 以上。どちらかが当てはまれば糖尿病型

▼血糖値による判定基準

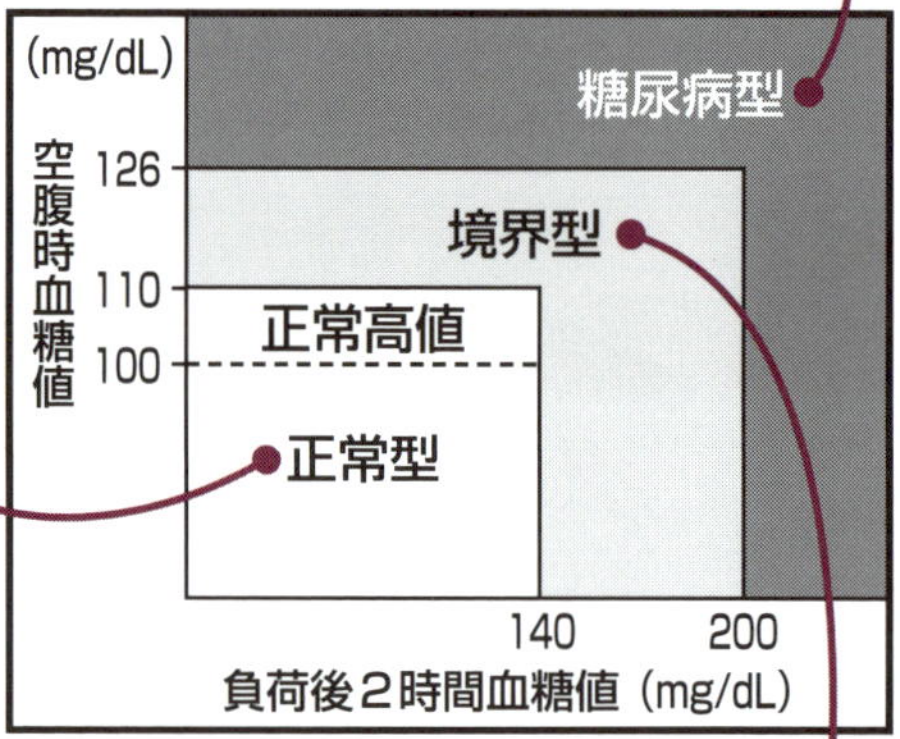

正常型

空腹時110未満かつ2時間値140未満。空腹時100～109は、正常型だが正常高値とされる

どちらにも当てはまらない場合、「境界型」と判定される。いわゆる“予備群”で、将来糖尿病になる人が多い

HbA1c

6.5%以上だと「糖尿病型」

HbA1cは、血液の赤血球の色素「Hb（ヘモグロビン）」とブドウ糖が結合したもの。検査値から過去1～2ヵ月間の血糖の状態がわかり、高血糖が続くと高くなる。直近の食事の影響を受けにくい

糖尿病と診断されるまで

血糖値とHbA1cが「糖尿病型」と判定された場合、チャートのように診断されます。どちらか1つが糖尿病型の場合は、問診による症状のチェックや再検査が必要です。

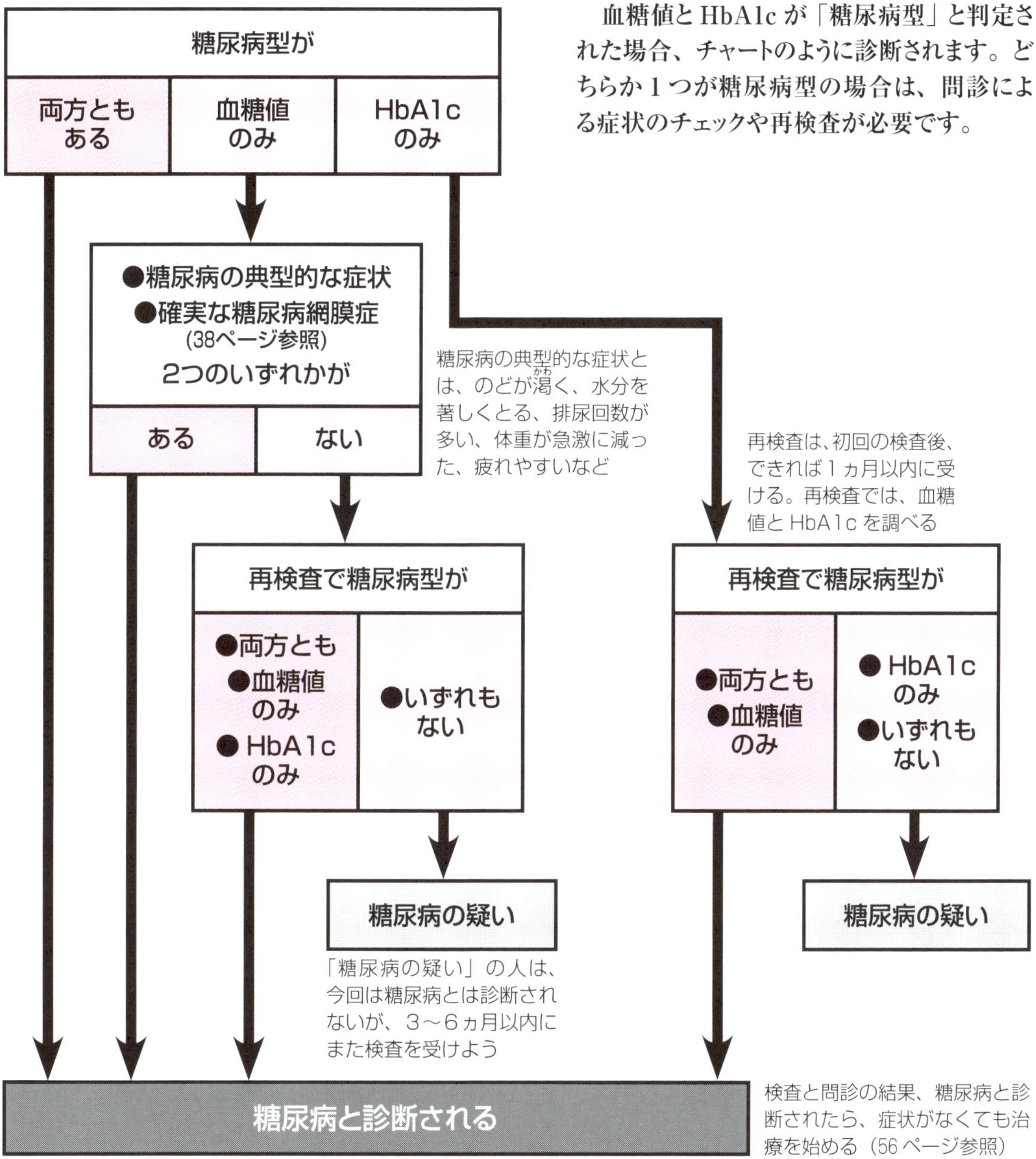

血糖値の表と診断のチャートは、日本糖尿病学会・編著『糖尿病治療ガイド2016-2017』文光堂、2016年をもとに一部改変

これだけは
知っておこう

血糖値が高くなる原因

糖尿病は、血糖値が高くなりすぎる病気です。そもそも、なぜ血糖値が上がるのでしょうか。治療を始める前に、まずそのしくみを知っておきましょう。

インスリンが血糖値を下げる

健康な人では、血糖値は自然とほぼ一定に調整されています。血糖値を下げているのが、「インスリン」です。インスリンが肝臓や筋肉、脂肪に働きかけて、血糖値を下げています。

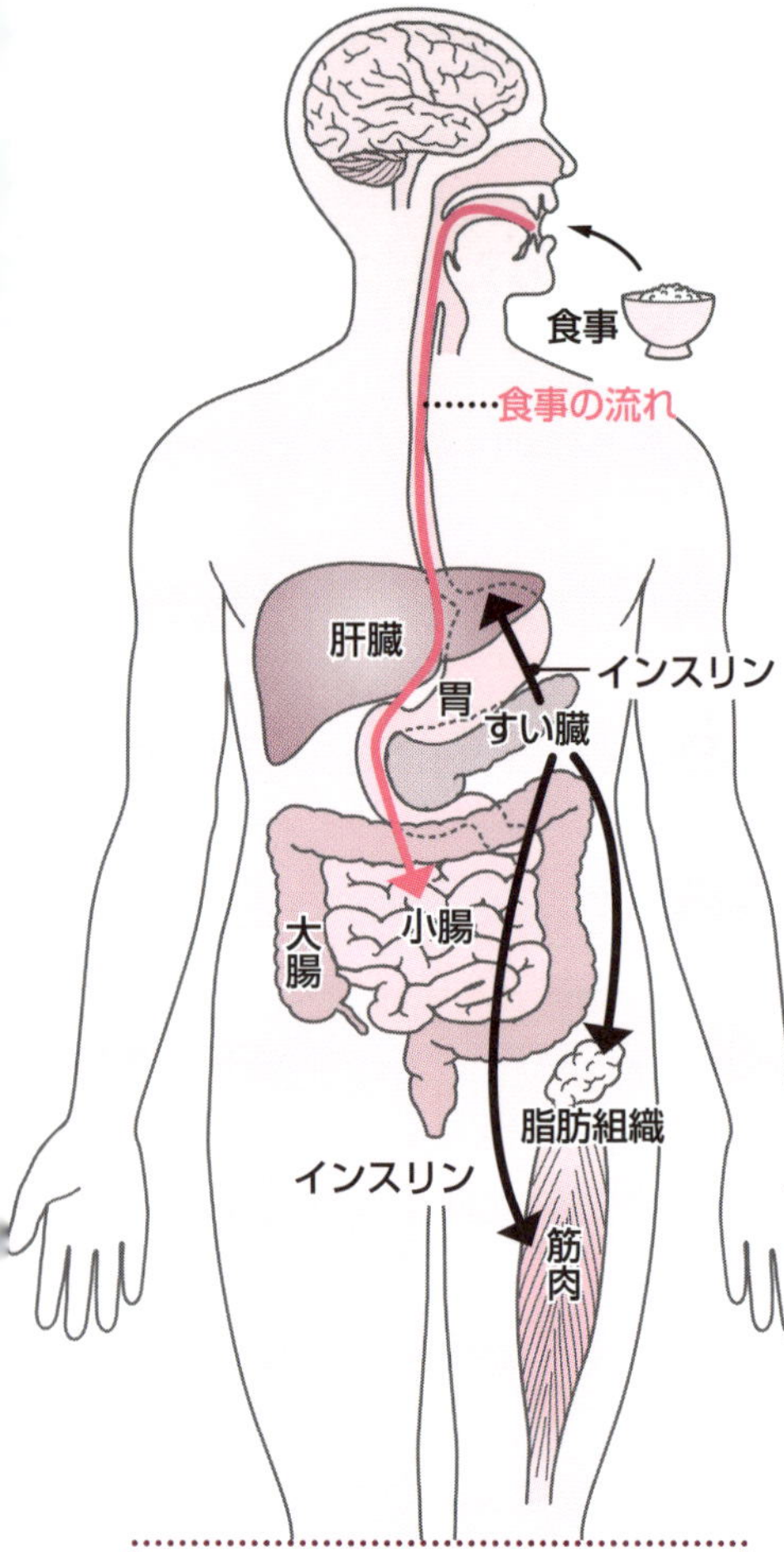

▼健康な人の場合

1 食事を吸収する

食事は、胃や腸などの消化管でブドウ糖などの栄養素に分解され、体内に吸収される。血液中にブドウ糖が増え、血糖値が上がる

2 インスリンが分泌される

すい臓が血糖値の上昇を感知して、インスリンを血液中に分泌する

3 血糖を取り込む

インスリンの作用で、血糖が肝臓や筋肉に取り込まれ、消費される。余った血糖は、脂肪組織に脂肪として蓄えられる。血糖が減り、血糖値が下がる

▼血糖とは

血液中のブドウ糖を「血糖」という。ブドウ糖は小腸から血管内に吸収され、血糖として血液中を流れる

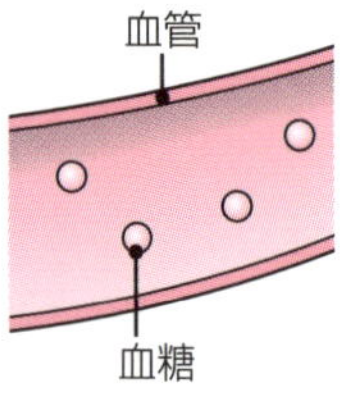

インスリンの作用が不足する

糖尿病は、原因別に「I型」「II型」という2つの型に分けられます。インスリン分泌の有無で区別され、I型は感染などが引き金となって起こり、II型は主に生活習慣が要因で起こります。

II型は2つの要因で起こる

II型糖尿病には2つの要因がある。本書ではわかりやすく解説するために、要因のどちらが強いかで、2つのタイプに分けて考える（18ページ参照）

遺伝的な体質など
↓
インスリンが十分に分泌されない
すい臓の分泌能が弱く、インスリンの分泌量が十分でなかったり、分泌のタイミングが悪かったりする。主に遺伝的な体質が原因
インスリン分泌能低下

肥満など
↓
インスリンの効きが悪くなる
内臓脂肪など体内の脂肪が多すぎるために、インスリンが効きにくくなっている。主に食生活など生活習慣の乱れが原因
インスリン抵抗性

インスリンの分泌能低下と抵抗性が起こって、インスリンの作用不足になり、高血糖が起こる

↓
インスリン作用不足
↓
高血糖・糖尿病

高血糖の状態が長く続くと、すい臓のインスリン分泌能が低下し、同時にインスリン抵抗性もさらに強くなる。その結果、高血糖にますます拍車がかかる

I型

インスリンが全く分泌されない

感染や自己免疫、遺伝的な要因で発症する。インスリンが全く分泌されなくなり、治療にはインスリンの注射が必要。発症後はやせタイプに近い

II型

インスリンの分泌はあるが、不十分か効きが悪い

インスリンは分泌されるものの、十分でないか、インスリンの効きが悪いタイプ。生活習慣や遺伝的な要因によって発症する

タイプを見分ける

家族歴と肥満の有無で大きく二つに分かれる

糖尿病の分類は原因別のI型・II型が一般的です。この本ではII型を、さらに二つのタイプに分けて解説します。それが「やせタイプ」と「メタボタイプ」で、見分けるポイントは家族歴と肥満の有無です。

I型・II型とは違う新しい考え方

糖尿病には、I型とII型があります。従来は、型が同じなら、将来や治療法も同じだと考えられていました。しかし、近年研究が進んで、同じII型でも、もっているリスクによって、将来起こりうる合併症や、治療法の効き方が異なることがわかってきました。

そこでこの本では、II型の人を「やせタイプ」と「メタボタイプ」の二つに分けて解説します。

日本人の場合、タイプの割合は、やせタイプとメタボタイプがほぼ半々か、ややメタボタイプが多いと推測されます*。一方、欧米では一対九の割合で、ほとんどがメタボタイプです。

タイプは2つの条件で分かれる

糖尿病や合併症の「リスク（8ページ参照）」は、いくつかあります。リスクのなかでも、将来に大きく影響するのが「家族歴」と「肥満・メタボ」です。まずは条件をもとに、自分のタイプを知りましょう。

1 家族歴

両親やきょうだい、祖父母、両親のきょうだいに糖尿病の人がいる

血縁に糖尿病になった人がいる場合は、糖尿病になりやすい体質をもっている。血縁が近いほど危険性は高まる（28ページ参照）

2 肥満・メタボ

●BMIが25以上

●「BMIが23以上25未満、または ウエスト径が男性85cm以上・女性90cm以上」 かつ「高血圧、高中性脂肪血症、低HDLコレステロール血症を伴う」

BMIは「体重（kg）÷身長（m）÷身長（m）」で表され、18.5未満はやせ、18.5以上25未満は標準、25以上は肥満と判定。肥満のある人や、小太り程度だがほかの生活習慣病を伴う人が当てはまる。高血圧、高中性脂肪血症、低HDLコレステロール血症の基準は9ページ参照（LDLはタイプ分けには影響しない）

例）身長160cm、体重60kgの人なら、60÷1.6÷1.6≒23.44で、BMIは約23.4

＊糖尿病データマネジメント研究会（JDDM）の2015年調査では、糖尿病患者の平均BMIは24.78。厚生労働省の平成26年国民健康・栄養調査では、糖尿病がある人のうち、腹囲がメタボリックシンドロームの基準以上の人が420人、基準未満の人が408人。以上より編集部推測

※1と2の条件は本書独自のものです。目安として考えてください

判定

１と２の条件があるかないかで、
下のようにタイプが決まる

		1 家族歴 ない	1 家族歴 ある
2 肥満・メタボ	ない	**健康** １・２が両方とも当てはまらない人は、糖尿病になる危険度はかなり低い。ほかに持病がなければ、糖尿病や合併症の心配はない	**やせタイプ** 家族歴がある人は「やせタイプ」。糖尿病になりやすく、血糖値が全体的に高くなりやすい。腎症などの三大合併症の危険度が高い
	ある	**メタボタイプ** 肥満やメタボがある人は「メタボタイプ」。やせタイプほど糖尿病は悪化しないが、動脈硬化などの大血管症が早期から起こりやすい	**メタボタイプ**

やせていても高血圧や脂質異常症を伴う人もいる

高血圧や脂質異常症は遺伝的な要因でも起こる。こうした人は、将来はメタボタイプに近いと予想、治療はやせタイプを参考にする

メタボタイプで家族歴もある人は最も危険

両方のリスクがそろっているため、糖尿病になる危険度が非常に高く、しかもより悪化しやすい。すでに糖尿病のある人だけでなく、予備群の人も急いで対策を

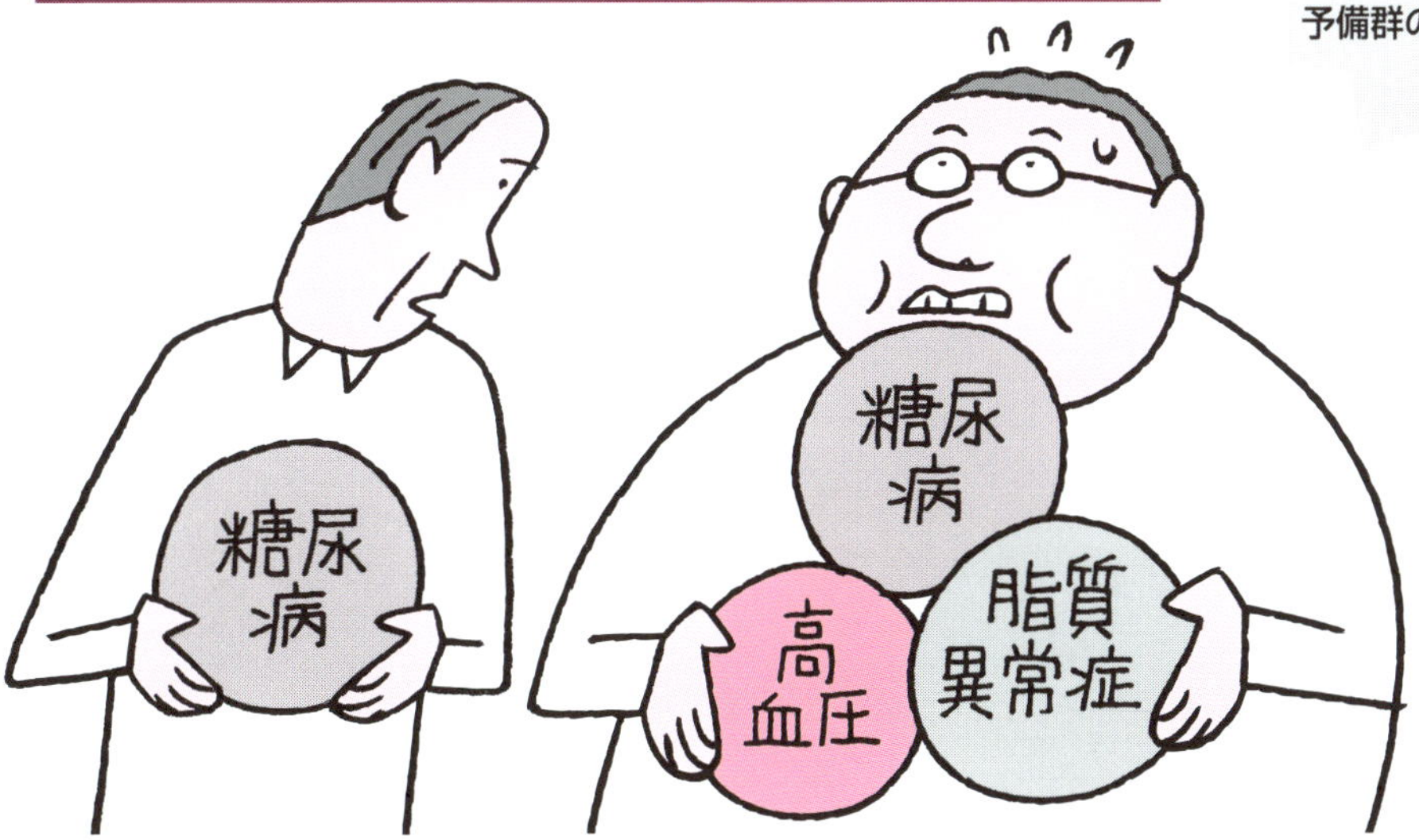

血糖値だけ高いのか、肥満や高血圧などもあるのかで、考えるべきことがかなり違う

メタボタイプの血糖値

食後だけ跳ね上がる「血糖スパイク」が特徴

タイプによって原因や食生活が違うため、血糖値の変動のしかたも違います。メタボタイプの人は、食後の血糖値が急上昇しやすい特徴があります。高血糖に気づくには、ちょっとしたコツが必要です。

インスリンの効きが悪いのが原因

メタボタイプの人は「インスリン抵抗性」が強く、健康な人に比べてインスリンの効きが悪い状態です。食事で食べすぎることが多いため、ますます血糖値が上がりやすくなっています。

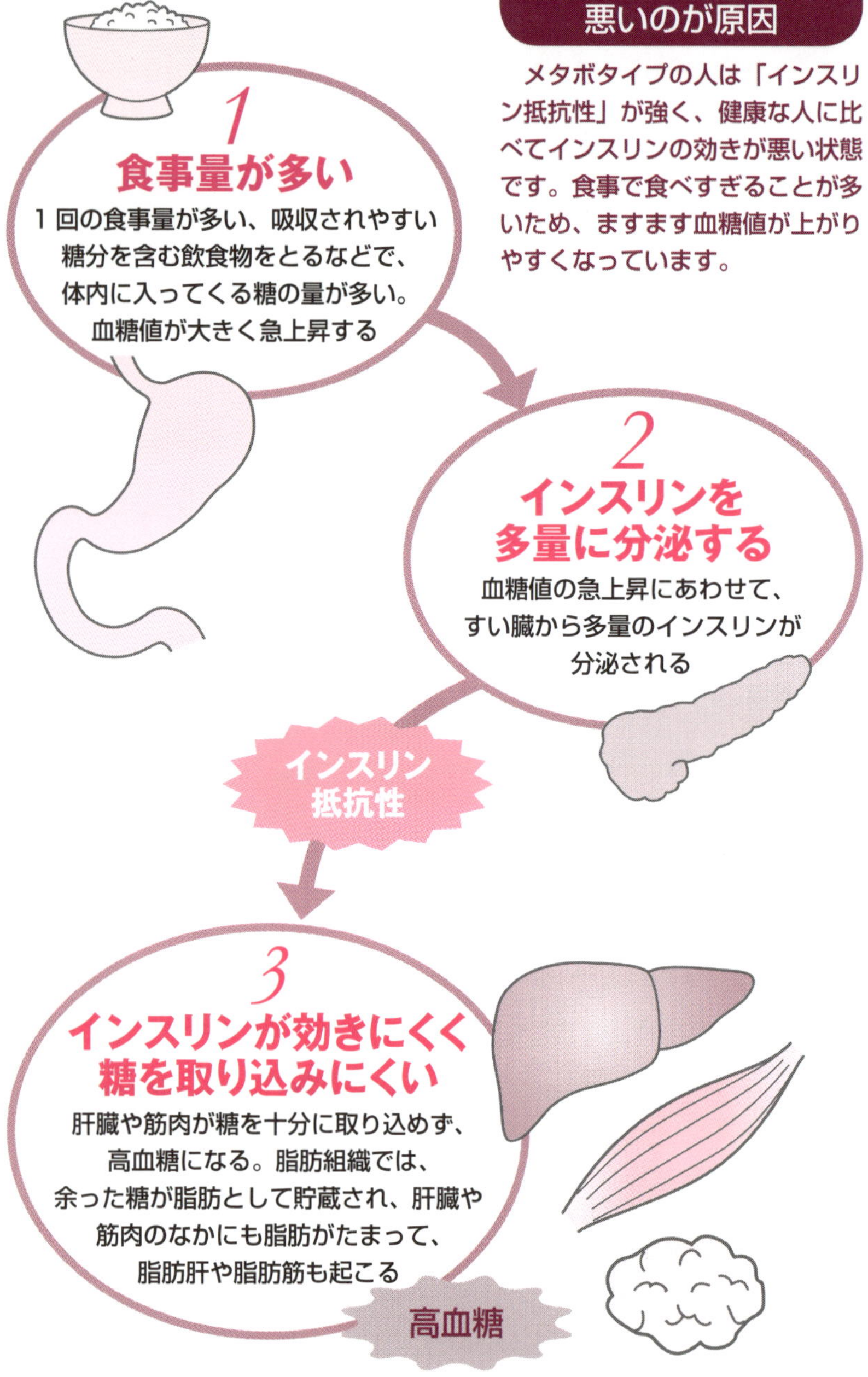

1
食事量が多い
1 回の食事量が多い、吸収されやすい糖分を含む飲食物をとるなどで、体内に入ってくる糖の量が多い。血糖値が大きく急上昇する
2
インスリンを多量に分泌する
血糖値の急上昇にあわせて、すい臓から多量のインスリンが分泌される
インスリン抵抗性
3
インスリンが効きにくく糖を取り込みにくい
肝臓や筋肉が糖を十分に取り込めず、高血糖になる。脂肪組織では、余った糖が脂肪として貯蔵され、肝臓や筋肉のなかにも脂肪がたまって、脂肪肝や脂肪筋も起こる
高血糖

血糖スパイクは気づきにくいが治りやすい

メタボタイプでは、食後に急激に血糖値が上がる「血糖スパイク（食後高血糖）」がみられるのが特徴です。

この血糖スパイクが、くせ者です。一般的な健康診断では空腹時血糖値を調べることが多いため、早期発見しにくく、多くが見過ごされてしまうのです。

このことから、血糖スパイクは「隠れ糖尿病」とも呼ばれています。肥満のある人は、健康診断で血糖値が高いと指摘されたことがなくても、血糖スパイクが起こっている可能性があります。

一方、やせれば、それだけで血糖値が下がる人が多いのも特徴です。早めに気づいて、すみやかに治療を始めましょう。

高血糖の始まりは食後から

メタボタイプの予備群は、食後だけ高血糖という人が多くみられます。血糖値の乱高下は「血糖スパイク」と呼ばれ、血管を傷つけ、動脈硬化を進めることがわかってきました（34ページ参照）。

特徴

食後の急上昇「血糖スパイク」がある

血糖値は、空腹時は正常だが、食後は急激に上がる。グラフにするとスパイクのような形になるため、血糖スパイクと呼ばれる

▼血糖値の変化のイメージ

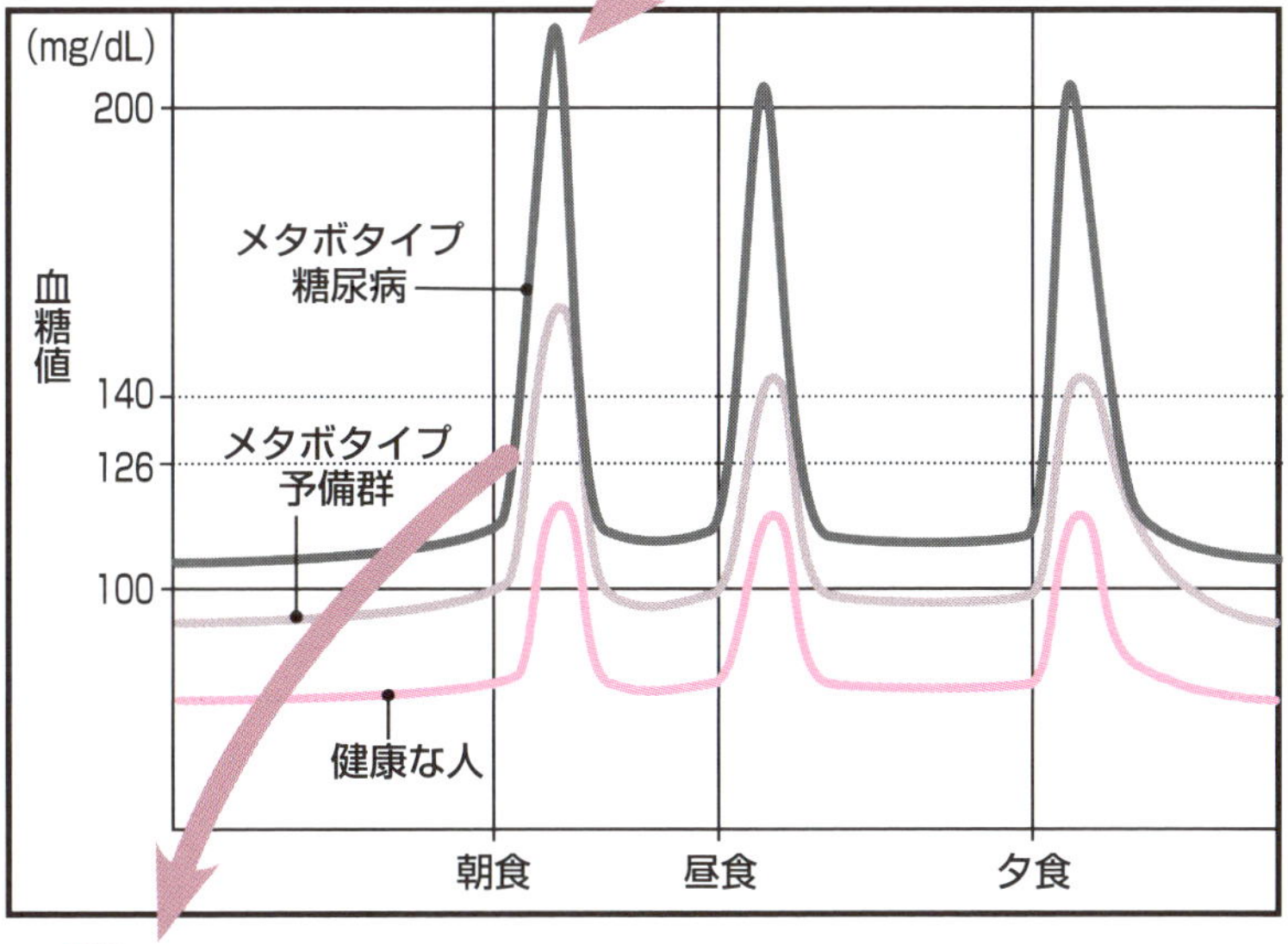

気づくには

食後に血糖値を測る

メタボタイプの人は、医療機関で精密検査を受けるか、自分で食後に血糖値を測定してみよう。高血糖が見つからなくても、定期的にチェックして

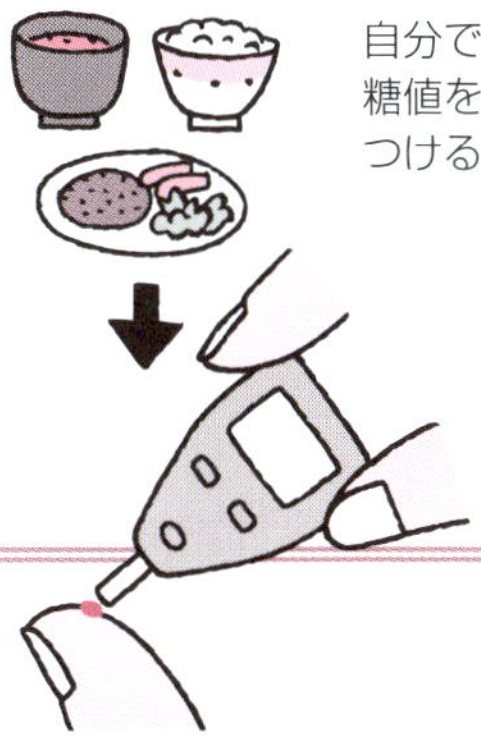

自分で定期的に血糖値を測る習慣をつけるとよりよい

メタボタイプの将来

ドミノが短く裾広がり。合併症は大血管症から

メタボタイプが、将来的にどんな経過をたどり、どんな合併症が現れるのかを示したのが「メタボドミノ」です。これをみれば、自分が今どの地点にいて、将来どうなるのかが予測できます。

将来は「メタボドミノ」

メタボドミノは、メタボタイプに将来起こることをドミノで表し、時系列に並べたものです。糖尿病をほうっておくと、駒はどんどん倒れてしまいます。治療をすれば、ドミノ倒しを途中で食い止めることができます。

メタボが合併症を増やし、悪化しやすくする

メタボドミノは、生活習慣の乱れから始まります。高血糖だけでなく、高血圧や脂質異常症を伴う人が多くみられます。

予備群になって、血糖スパイクが起こるようになると、動脈硬化が始まります。動脈硬化によって、「大血管症」と呼ばれる合併症を起こす危険が、早い段階から出てきます。動脈硬化が進むと、合併症の数も増えるため、ドミノは裾広がりの形です。

メタボタイプのドミノは、短いという特徴もあります。高血圧や脂質異常症を伴うことで、悪化のスピードが速くなるのです。

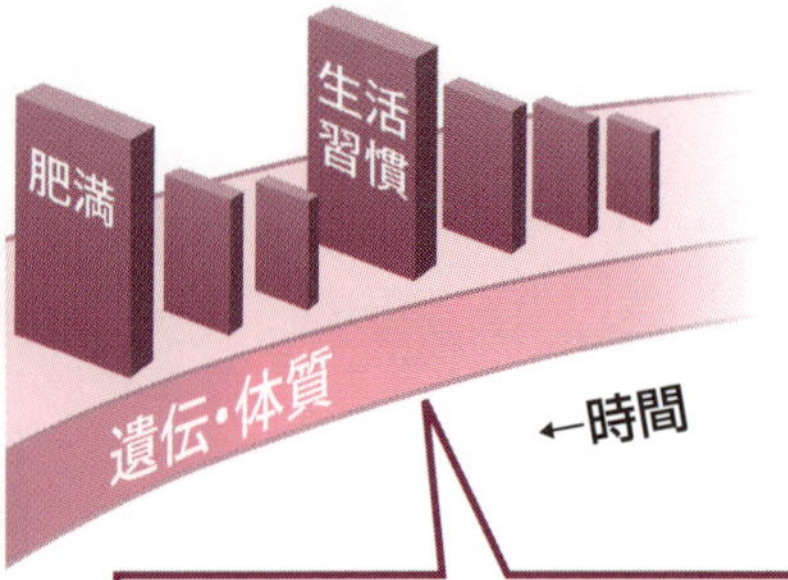

肥満
生活習慣
遺伝・体質
←時間

1 原因は乱れた生活習慣による肥満

食べすぎ・飲みすぎや、運動不足などの生活習慣の乱れが積み重なって、特におなか周りに脂肪（内臓脂肪）がつき、太り始める

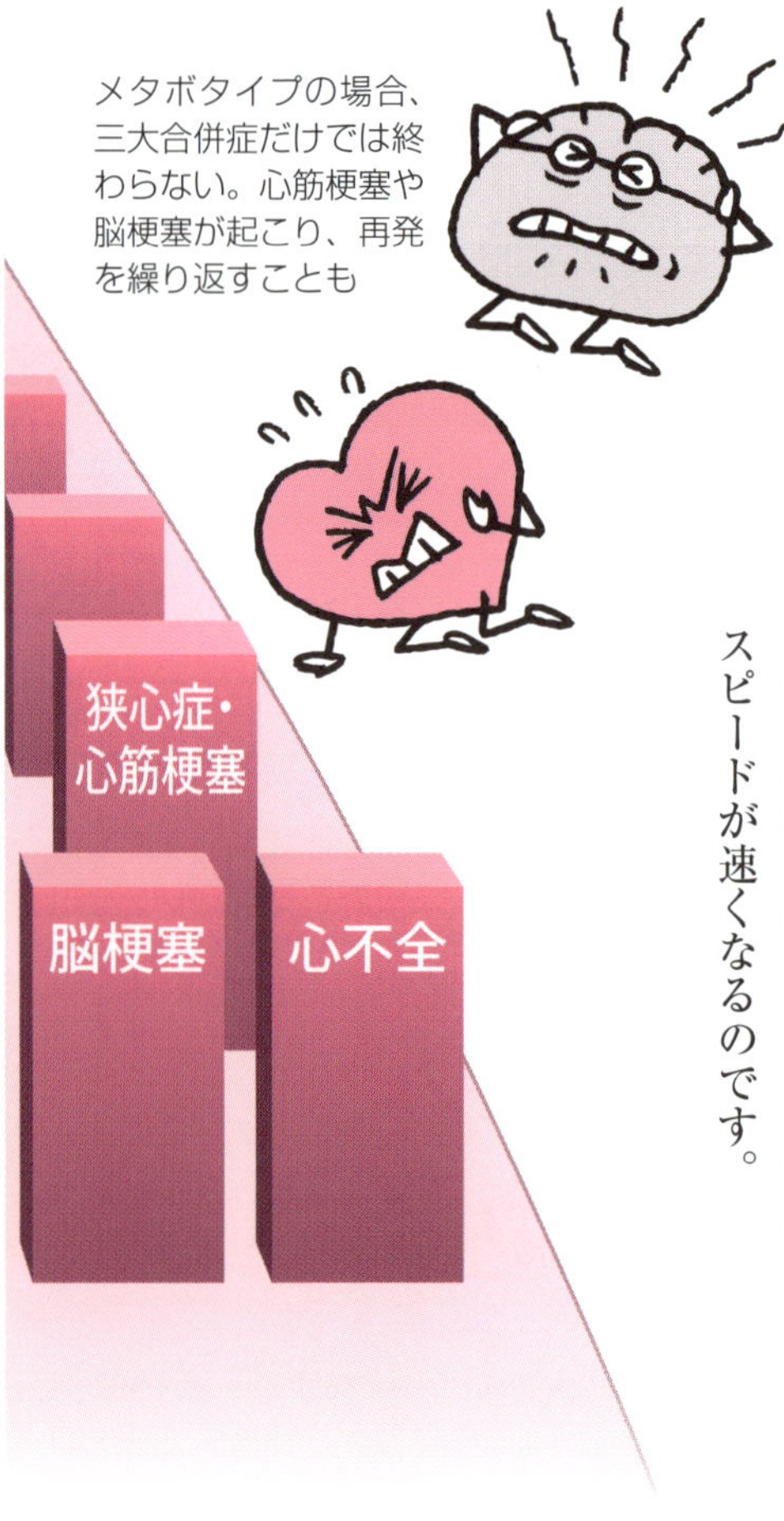

メタボタイプの場合、三大合併症だけでは終わらない。心筋梗塞や脳梗塞が起こり、再発を繰り返すことも
狭心症・心筋梗塞
脳梗塞
心不全

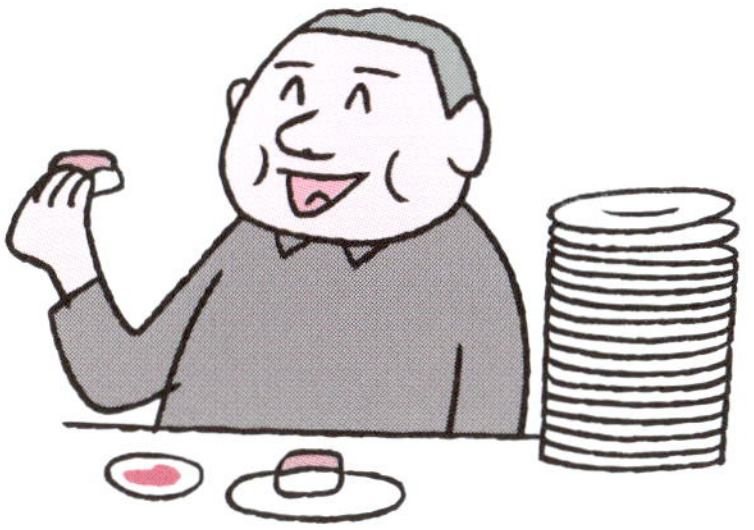

肥満が原因で、血糖値だけでなく、血圧や中性脂肪も少しずつ高くなり、HDLコレステロールが低くなる

2 予備群の時点で血圧や脂質にも異常が

血糖スパイクが始まった人は、糖尿病予備群になる。この段階で、高血圧や脂質異常症も伴う人が多い

3 糖尿病になったとき、すでに動脈硬化が進行

動脈硬化は、血糖スパイク・高血圧・脂質異常症によって進む。糖尿病を発症した時点では、かなり動脈硬化が進行している

4 合併症の発症や悪化が早い

高血圧と脂質異常症があると、合併症も早期から現れ、悪化のスピードも速い。動脈硬化がすでに進んでいるため、次々に合併症が現れる

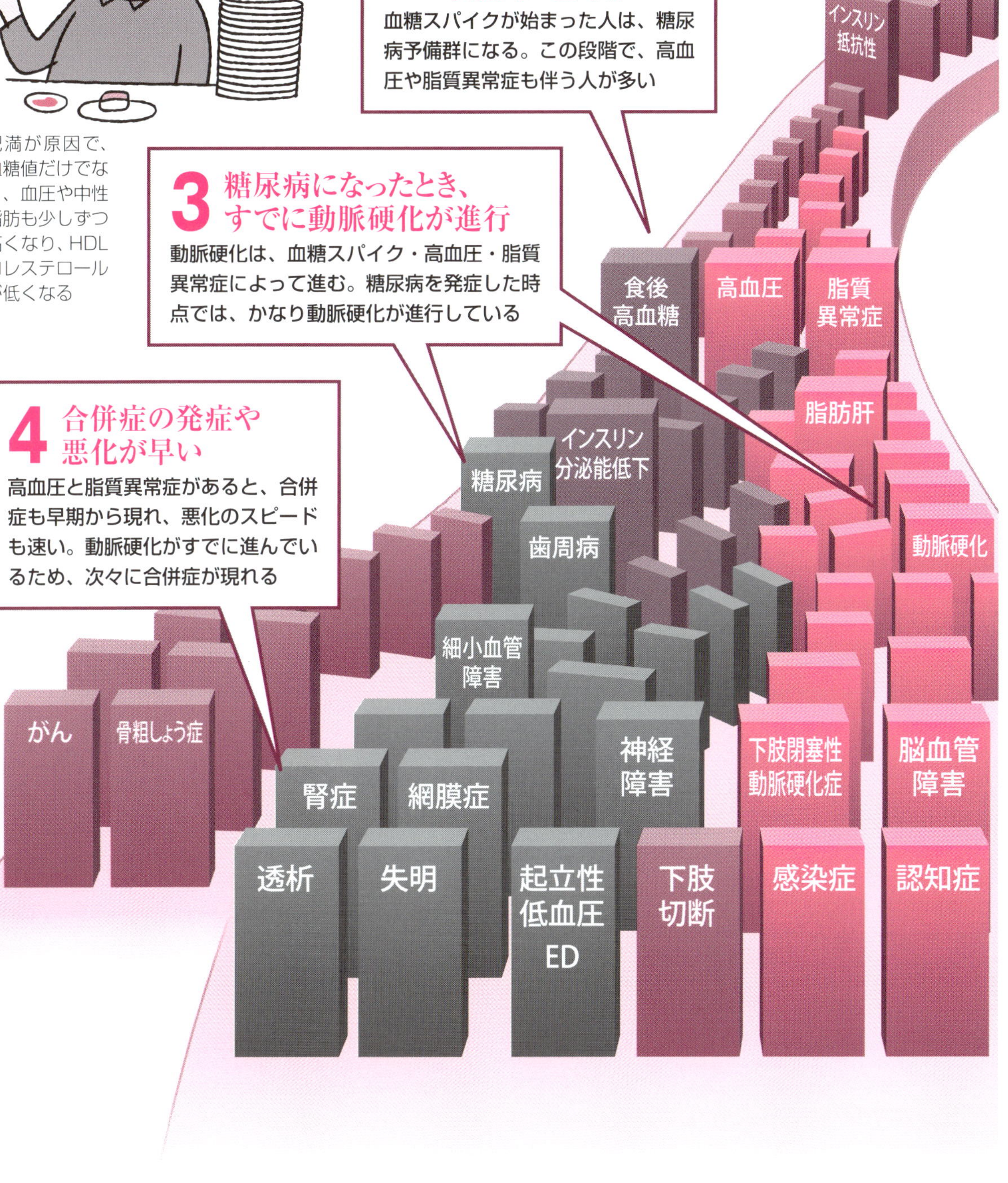
インスリン抵抗性
食後高血糖
高血圧
脂質異常症
脂肪肝
インスリン分泌能低下
糖尿病
歯周病
動脈硬化
細小血管障害
がん
骨粗しょう症
腎症
網膜症
神経障害
下肢閉塞性動脈硬化症
脳血管障害
透析
失明
起立性低血圧
ED
下肢切断
感染症
認知症

やせタイプの血糖値

ふだんから高めの「底上げ」が特徴

やせタイプは、主に遺伝的な要素で糖尿病を発症します。空腹時でも血糖値が高めであることから、健診などの血液検査で気づきやすいという特徴があります。

インスリンの分泌が低下するのが原因

やせタイプは、遺伝的な体質により、もともとインスリンを分泌する力が弱く、その影響で血糖値が上がりやすくなっています。

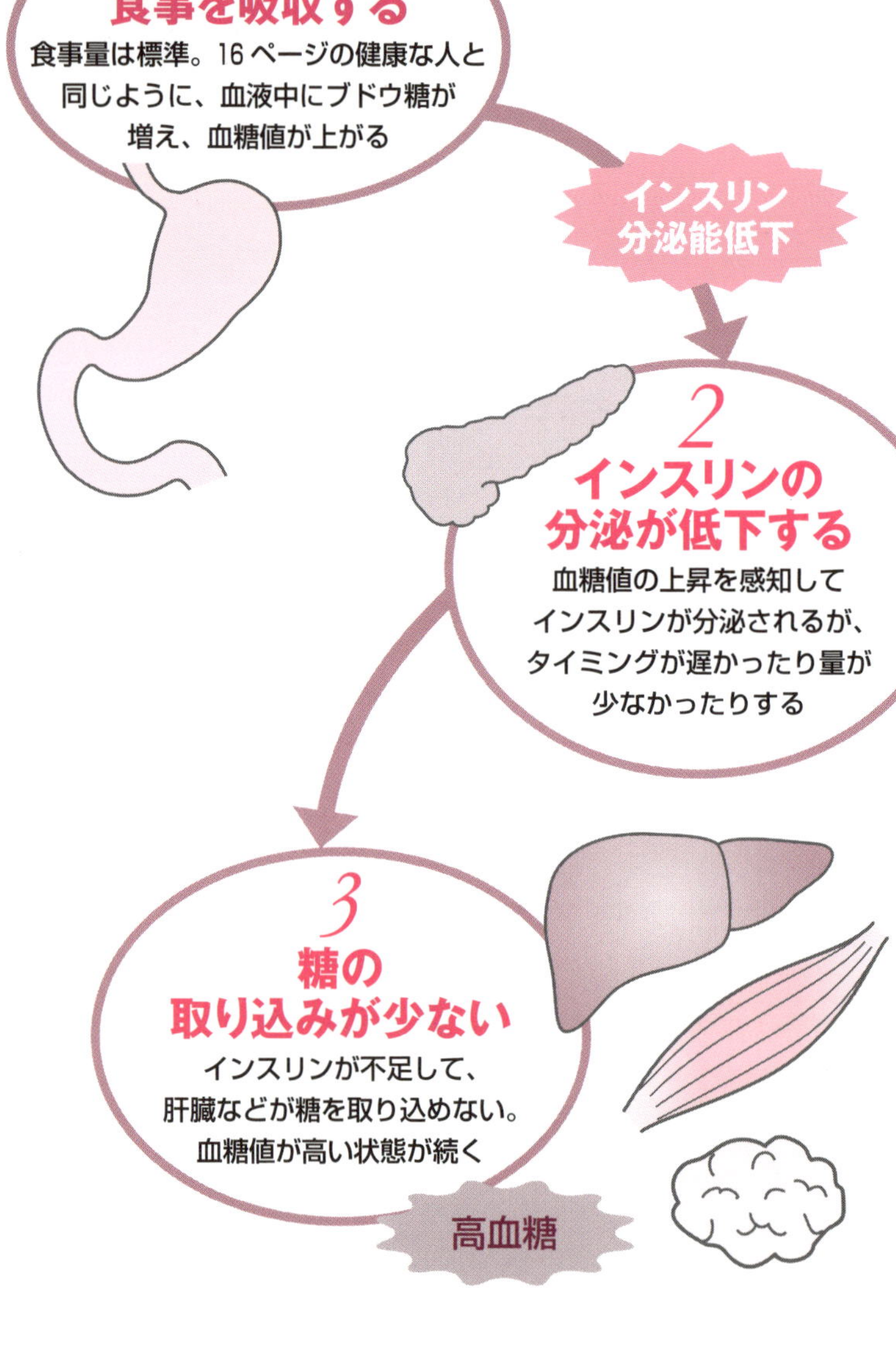

1
食事を吸収する
食事量は標準。16ページの健康な人と同じように、血液中にブドウ糖が増え、血糖値が上がる
インスリン分泌能低下
2
インスリンの分泌が低下する
血糖値の上昇を感知してインスリンが分泌されるが、タイミングが遅かったり量が少なかったりする
3
糖の取り込みが少ない
インスリンが不足して、肝臓などが糖を取り込めない。血糖値が高い状態が続く
高血糖

高血糖は治りにくいが気づきやすい

やせタイプは、インスリンの分泌能が生まれつき弱いため、予備群では食前・食後にかかわらずふだんから血糖値が高めです。

健康診断などで、早めに血糖値の高さを指摘されることが多く、メタボタイプよりも早期発見しやすいといえます。

しかしメタボタイプと違って、やせタイプはいったん糖尿病になったら、生活習慣の改善だけで血糖値を下げるのは困難です（六〇ページ参照）。糖尿病が悪化すると、著しい高血糖になりやすいのも特徴です。

やせタイプの人は、血糖値が上がりやすい体質と自覚し、早めに高血糖に気づいて治療を始めましょう。

高血糖は少しずつ始まる

やせタイプは、予備群でも糖尿病でも血糖スパイク（21ページ参照）はあまり起こりません。しかし、空腹時も血糖値が高く、糖尿病が悪化しやすくなります。

特徴

「底上げ」されたようにふだんから高い

メタボタイプの血糖スパイクに比べて、やせタイプは“底上げ”。空腹時でも食後でも、血糖値が全体的に高めになるのが特徴

▼血糖値の変化のイメージ

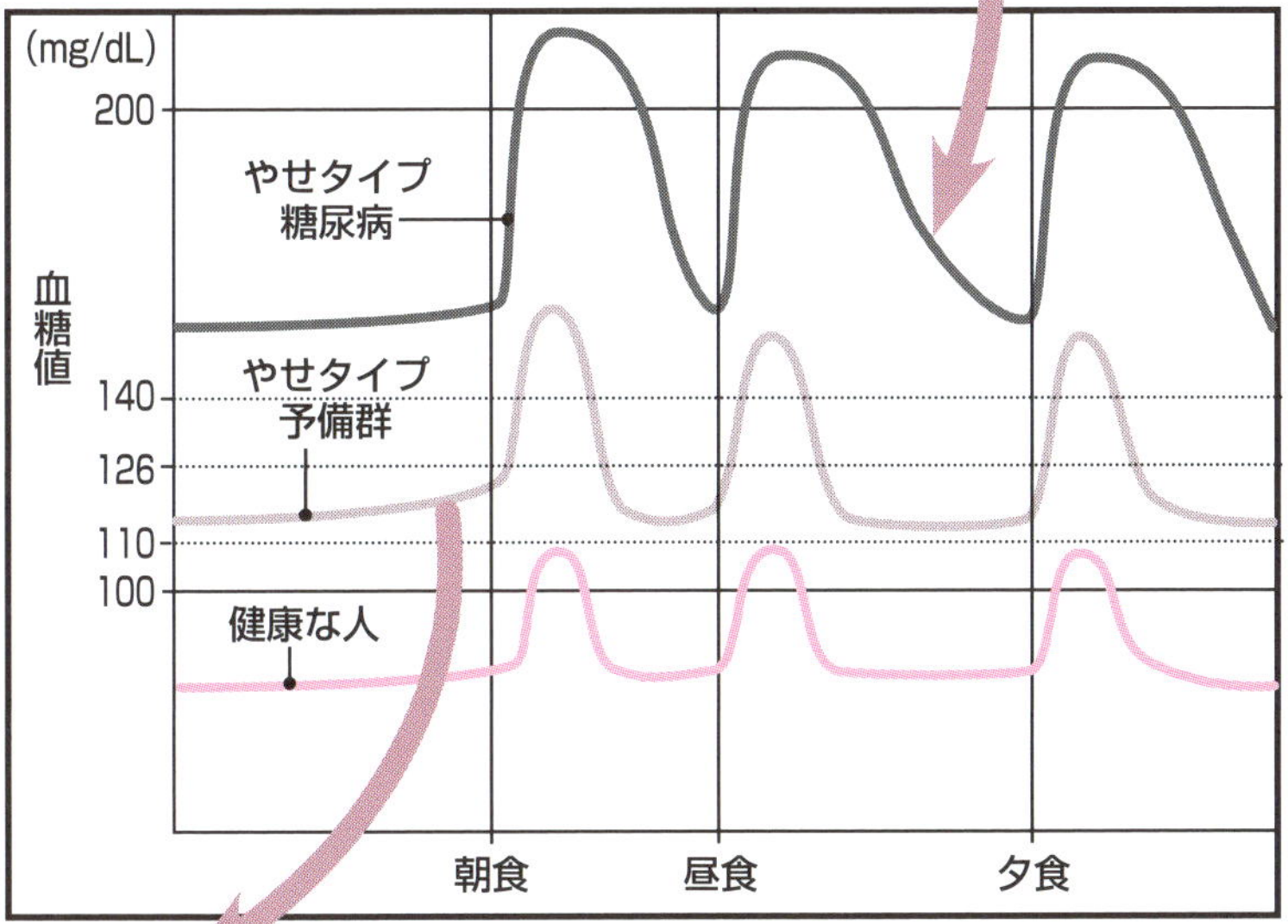

気づくには

毎年健康診断を受けて変化をみる

一般的な健康診断では、空腹時血糖値を調べる。過去の記録と見比べると、毎年少しずつ血糖値が上がっているのがわかる。毎年健診を受けよう

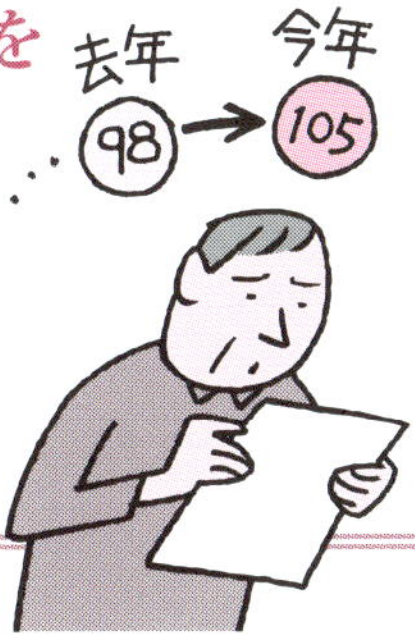

健康診断の結果を記録し続けて、血糖値の変化に注目する。自分で定期的に血糖値を測るのもよい

やせタイプの将来

ドミノが細長い。三大合併症から始まる

やせタイプのドミノは、メタボドミノに比べると細長いのが特徴です。メタボタイプとは将来が異なるので、やせタイプの人は特徴をよく把握しておきましょう。

将来は「やせドミノ」

やせタイプが、将来どんな経過をたどるかを予測したのが、「やせドミノ」です。やせドミノは糖尿病だけの人が当てはまり、高血圧や脂質異常症といった、ほかのリスクももっている人はメタボドミノになります。

合併症が少なく、倒れるまでに時間がある

やせドミノの特徴は、細長いことです。

メタボドミノに比べて、やせドミノは長いので、ドミノが倒れるまでに時間がかかります。つまり、予備群から糖尿病を発症するまでにも、また糖尿病の発症後から合併症が出るまでにも、メタボタイプより余裕があるのです。

ドミノが細いのは、合併症が少ないからです。メタボタイプが大血管症の危険もあるのに比べ、やせタイプが注意すべきなのは三大合併症だけです。ただし、高血圧などのほかのリスクがない場合に限られます。

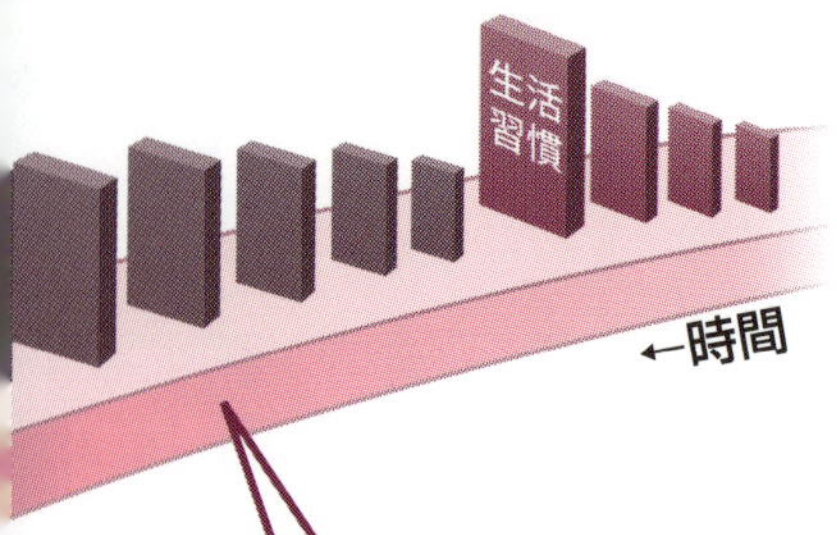

1 体質に生活の乱れが少し加わる

もともとインスリンの分泌能が低いのに加え、生活習慣の軽い乱れなどの要素が重なる。分泌能がさらに低下して、血糖値が高くなってくる

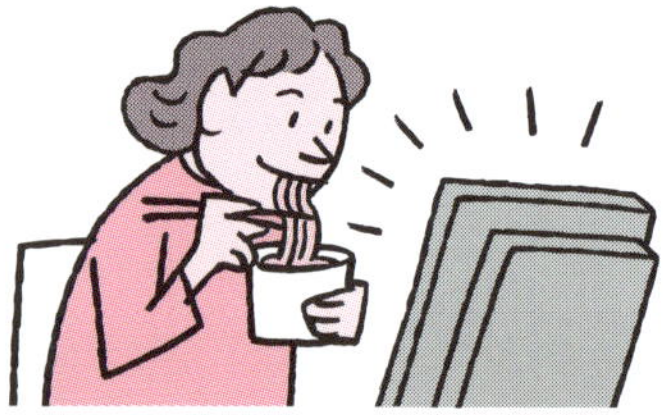

栄養の偏りや間食がある、運動不足など、すい臓に少し負担がかかるような生活を送っている

大血管症の心配はメタボタイプほどない

やせタイプで高血圧や脂質異常症を伴う人は多くありません。ほかの生活習慣病や生活習慣の乱れ（9ページ参照）がなく、糖尿病だけなら、動脈硬化が進む心配はあまりありません。念のため、動脈硬化の検査は定期的に受けましょう。

2 予備群から糖尿病になるまでに時間がある

予備群の時期が長いことが多く、糖尿病の駒はすぐには倒れない。血糖値は、全体的に高い状態が続き、徐々にさらに高くなっていく

3 糖尿病になったあとに三大合併症が始まる

糖尿病の駒が倒れたあと、合併症にむけてドミノが倒れ始める。やせドミノでは、“三大合併症”と呼ばれる「神経障害、網膜症、腎症」が中心

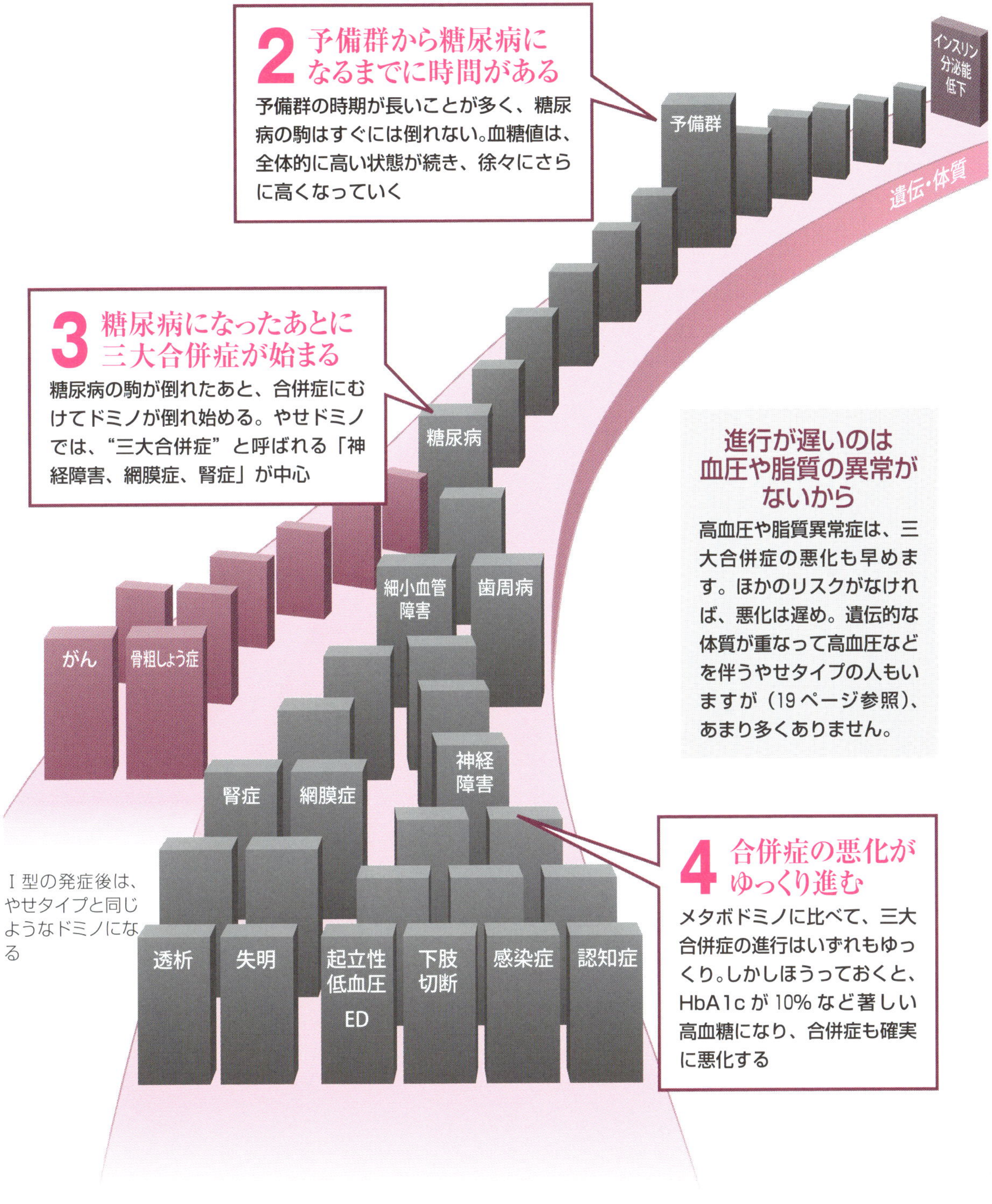

インスリン分泌能低下
予備群
遺伝・体質
糖尿病
細小血管障害
歯周病
がん
骨粗しょう症
神経障害
腎症
網膜症
透析
失明
起立性低血圧
ED
下肢切断
感染症
認知症

進行が遅いのは血圧や脂質の異常がないから

高血圧や脂質異常症は、三大合併症の悪化も早めます。ほかのリスクがなければ、悪化は遅め。遺伝的な体質が重なって高血圧などを伴うやせタイプの人もいますが（19ページ参照）、あまり多くありません。

I型の発症後は、やせタイプと同じようなドミノになる

4 合併症の悪化がゆっくり進む

メタボドミノに比べて、三大合併症の進行はいずれもゆっくり。しかしほうっておくと、HbA1cが10%など著しい高血糖になり、合併症も確実に悪化する

COLUMN

患者家族も糖尿病への危機感をもって

糖尿病が起こりやすい体質や生活習慣だと自覚する

家族に糖尿病の患者さんがいる人は、自分にも糖尿病のリスクがあることを自覚しましょう。

患者さん自身は家族歴がないメタボタイプだとしても、その子どもやきょうだいなど、患者さんと血縁がある人は、糖尿病になりやすい体質をもつ可能性（家族歴）があります。将来糖尿病にならないためにも、生活習慣を見直すことが重要です。

患者さんと血縁がない人でも、油断はできません。食べすぎや飲みすぎといった生活習慣もリスクとなります。家族は似たような生活習慣になりがちですから、メタボタイプになるリスクがあるのです。

最も注意が必要なのは、家族歴も肥満もある人です。生活を改善しないと、確実に糖尿病になります。ひとたびなってしまえば、合併症の進行が非常に早く、命にもかかわります。

今は糖尿病がない人も、糖尿病になりやすい体質や環境であると危機感をもち、対処しましょう。

特に注意が必要な家族歴

- 両親が2人ともⅡ型糖尿病
- 自分の兄弟姉妹がⅡ型糖尿病

どちらか、あるいは両方に当てはまる場合、家族歴がある人のなかでも特に危険。将来糖尿病を発症する確率が、非常に高い

↓

対策

- 生活習慣の乱れを直す
- 定期的に検査を受ける

今すぐに生活習慣を見直し、乱れている点を直そう。定期的な健診で、血糖値をチェックすることも重要（25ページ参照）

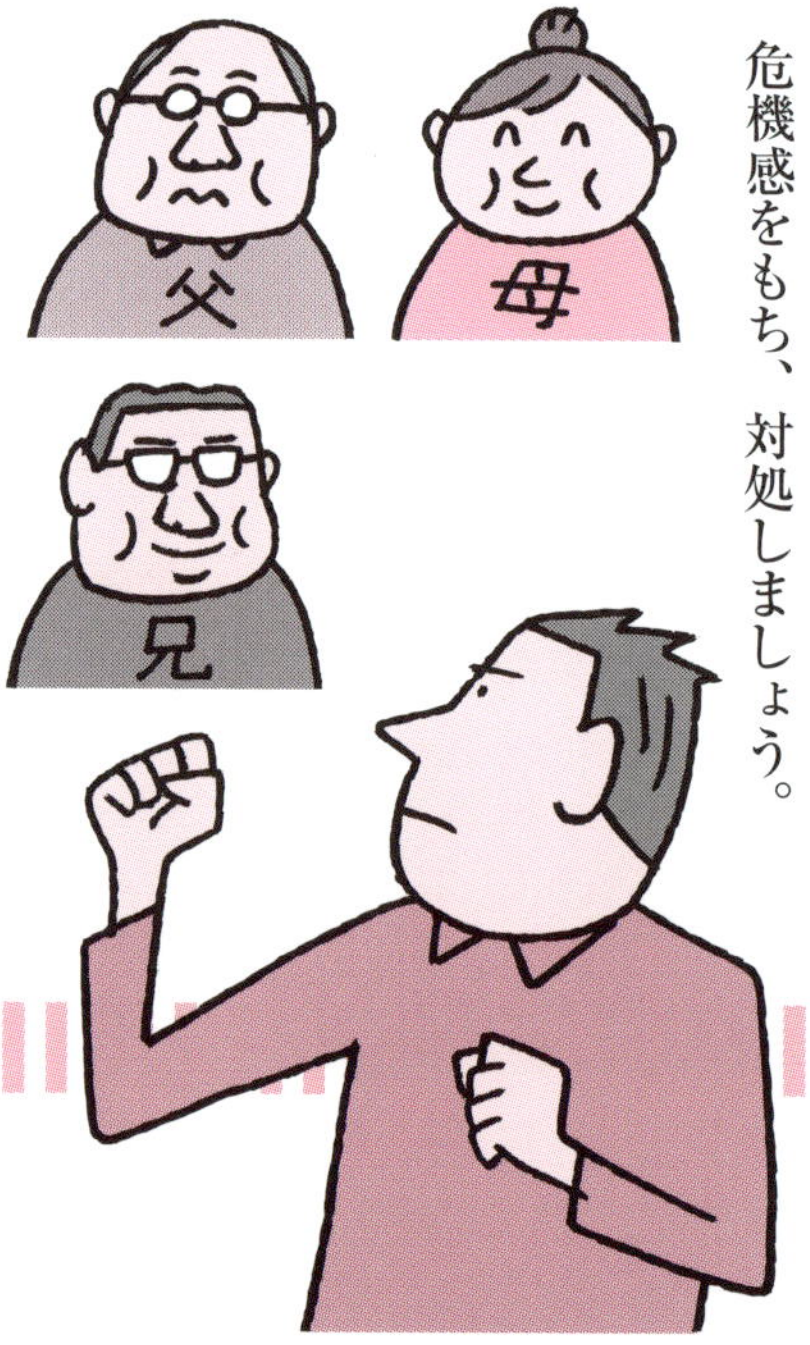

2

合併症は現れる順番で気づく

糖尿病の合併症は、現れる順番が
おおよそ決まっています。
順番が違うときは、糖尿病以外の原因が疑われます。
タイプと今の状態から、次に起こりうる合併症と、
それに気づくためのポイントがわかってきます。

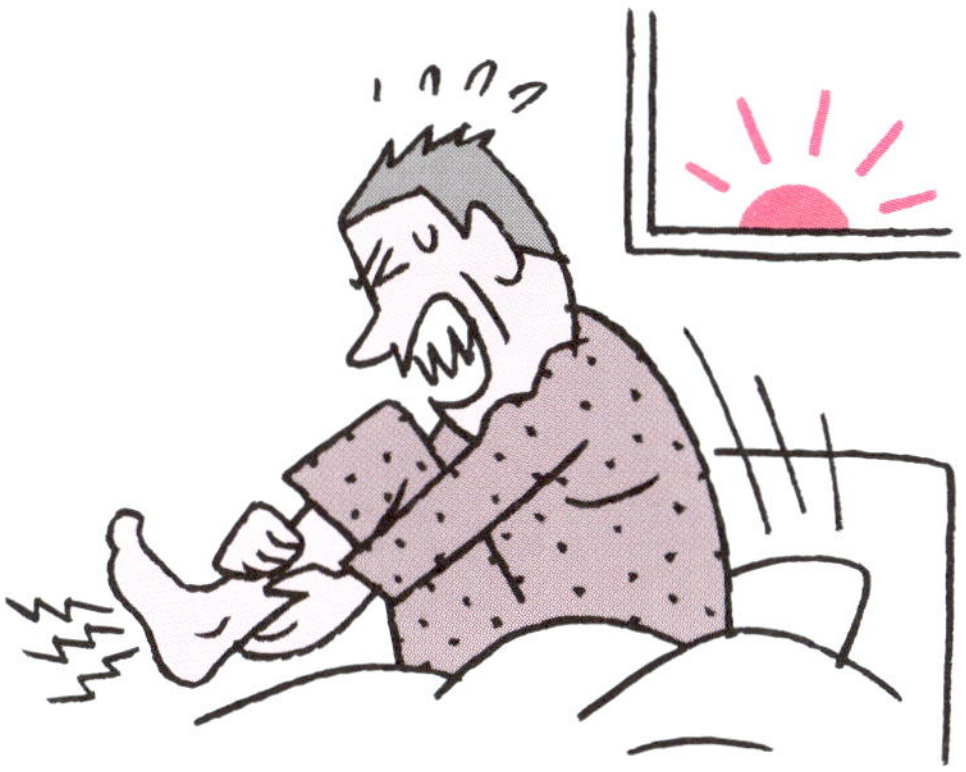

これだけは知っておこう

合併症の種類と低血糖

糖尿病の合併症はゆっくり進むイメージですが、なかには突然起こるものも。低血糖は、薬を使っていればだれにでも起こりうるもので、すぐに対処が必要です。発症時の症状を知っておき、すぐに対処できるようにしましょう。

合併症は急性と慢性がある

合併症には、ドミノに出てくるような「慢性合併症」だけでなく、突然起こる「急性合併症」もあります。どちらも命にかかわる重大な病気です。

急性合併症

突然起こり、命にかかわる

右の2つは、ほうっておくと短時間で命にかかわる。発症に気づいたら、救急車などで緊急に受診を。感染症も急性合併症に含まれる

糖尿病ケトアシドーシス

Ⅰ型に多い。極度のインスリン不足で、血糖値が300mg／dL以上になって発症する

高血糖高浸透圧症候群

Ⅱ型の高齢者に多い。体調不良で食事がとれず薬を正しく使わなかったりすると、600mg／dL以上の著しい高血糖と脱水状態になって起こる

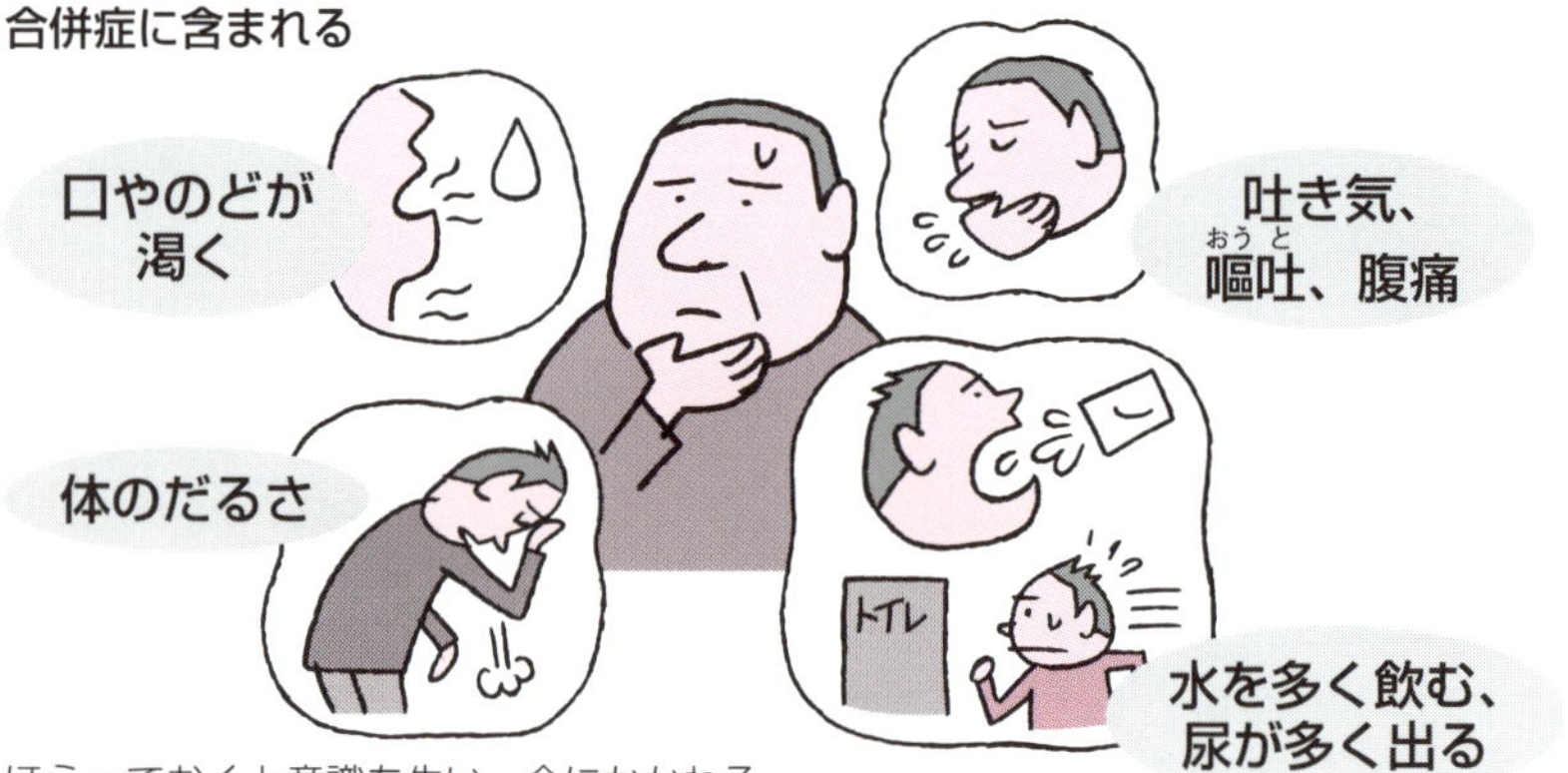

口やのどが渇く
吐き気、嘔吐《おうと》、腹痛
体のだるさ
トイレ
水を多く飲む、尿が多く出る

ほうっておくと意識を失い、命にかかわる

慢性合併症

数年以上かけて少しずつ進む

高血糖が続くと血管が内側から傷つく。血管が狭くなったり、血の塊（血栓）ができたりして、血流が悪くなる。これらが積み重なって、右のような慢性合併症が起こる

細小血管症（三大合併症）

- ●神経障害（36ページ参照）
- ●網膜症（38ページ参照）
- ●腎症（40ページ参照）

大血管症（34ページ参照）

三大合併症は糖尿病になってから、大血管症はメタボタイプでは予備群から始まっている（32ページ参照）

低血糖はがまんせず対処

血糖は体に必要な栄養素ですから、少なすぎても問題が起こります。「低血糖」といい、ほうっておくと命にかかわります。低血糖が疑われたら、がまんせずすぐにチョコレートやジュースなどの糖分をとり、主治医に必ず報告を。

原因 薬の効きすぎや食事不足

血糖値を下げる薬が、食事量に比べて多すぎることが原因。特にインスリン注射薬やSU薬（61ページ参照）を使っている人に多く、体調不良などで食事量が少ないときに起こりやすい

症状

急に下がったとき

血糖値が、正常な範囲をこえて急激に下がったときに起こる。低血糖を繰り返すと現れにくくなるので要注意

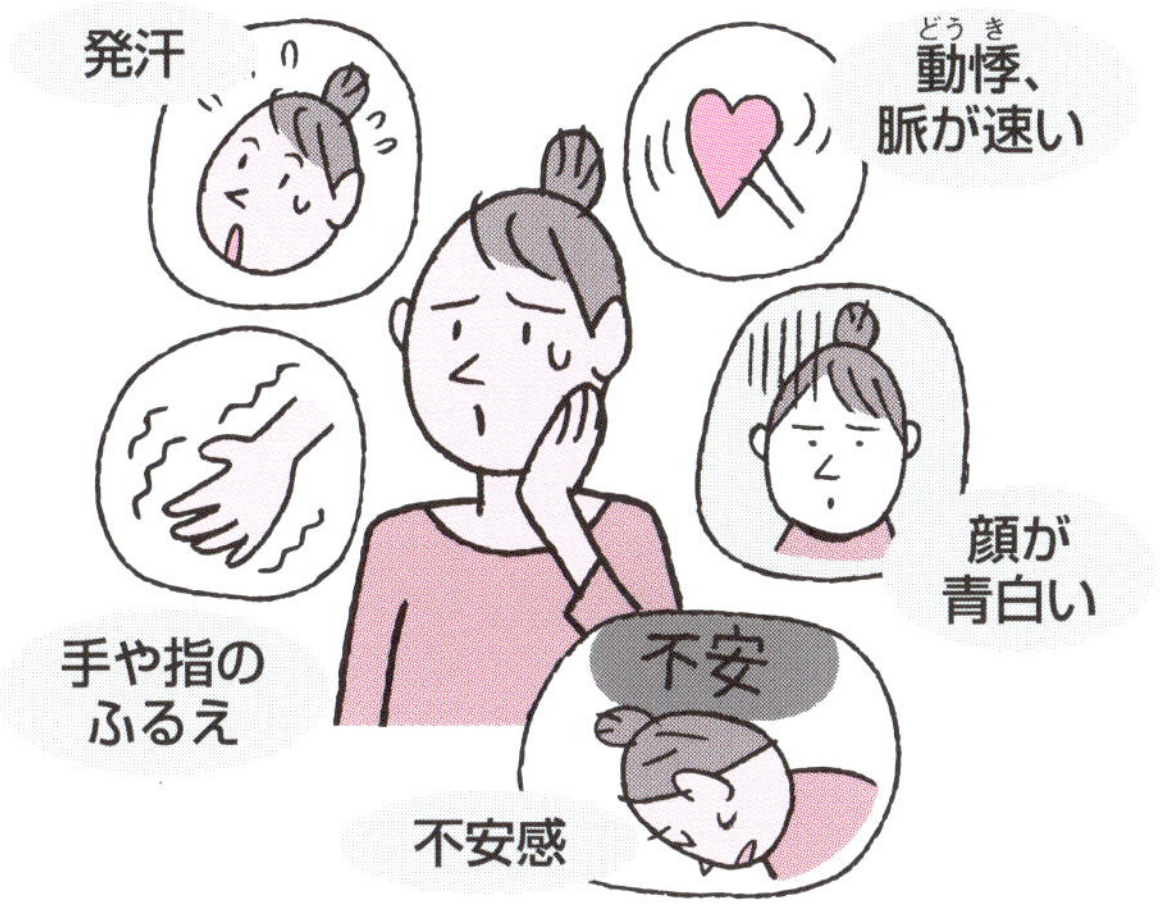
発汗
動悸《どうき》、脈が速い
手や指のふるえ
顔が青白い
不安
不安感

50mg/dL

頭痛　目のかすみ　眠気、生あくび

血糖値が50程度になると上の症状が、50以下になると下の症状が現れる。重症なので、できれば糖分をすぐにとり救急車などで緊急に受診を

けいれん　異常行動　昏睡《こんすい》

特に合併症があるときは注意

合併症が進んでいると、症状が自覚できなかったり、周囲の人が気づきにくかったりします。低血糖を予防し、対処法を医師と相談しておきましょう。

●神経障害
（37ページ参照）

自律神経障害が進んでいると、低血糖の症状が現れにくい。前触れもなく、突然意識不明になることがある（無自覚性低血糖）

●認知症
（46ページ参照）

低血糖の異常行動と認知症の症状が似ていて、まちがいやすい。低血糖は、認知症を進ませる原因のひとつ。頻繁に起きるときや重症になるときは、糖尿病の治療薬の調節が必要なので、主治医に相談しよう

合併症には順番がある

ドミノの先を読み、サインと検査で気づく

メタボタイプとやせタイプでは、用心すべき合併症の種類や現れる順番が異なります。合併症を早期発見するには、自分のタイプではどんな点に注意すべきかを知ることです。

▼メタボドミノでは

メタボタイプは、糖尿病になってから対策を始めるのでは遅い。食後高血糖が見つかったら、すぐに検査や治療をしよう

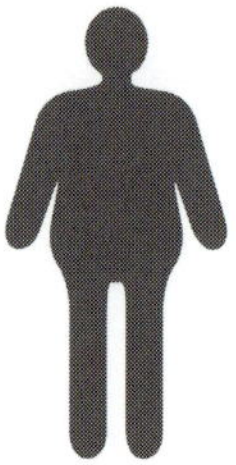

ドミノの同列と次の駒をチェック

ドミノでは、同列の駒はほぼ同じ時期に発症する危険がある合併症を、次の駒は次に起こりうる合併症を示しています。このうち、自覚症状があるものはサインを見逃さないこと。自覚症状がないものは、定期的に検査を受けましょう。

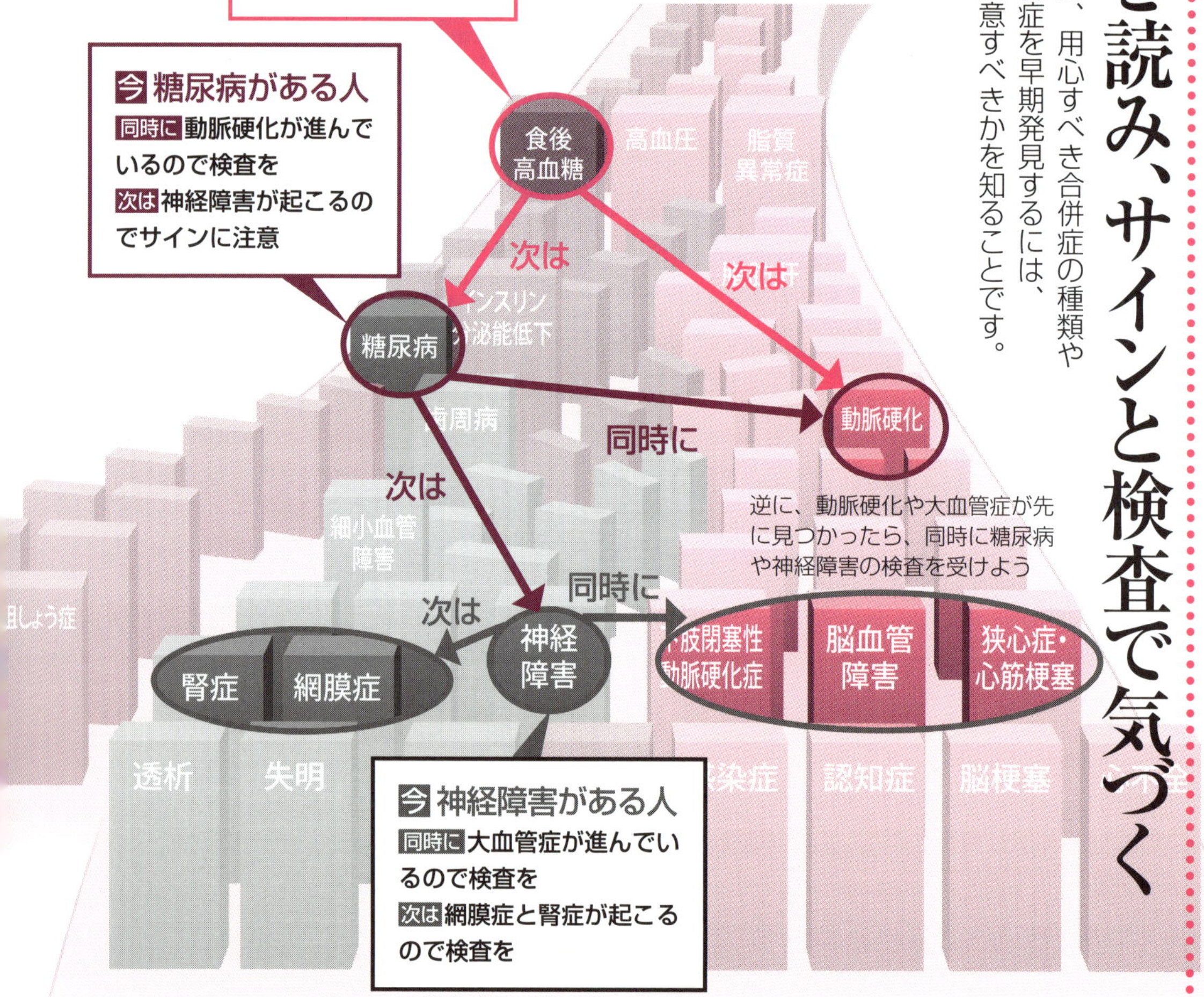

今 予備群の人
次は 動脈硬化と糖尿病が起こるので検査を

今 糖尿病がある人
同時に 動脈硬化が進んでいるので検査を
次は 神経障害が起こるのでサインに注意

今 神経障害がある人
同時に 大血管症が進んでいるので検査を
次は 網膜症と腎症が起こるので検査を

逆に、動脈硬化や大血管症が先に見つかったら、同時に糖尿病や神経障害の検査を受けよう

気にするべき病気とその病気の気づき方を知る

それぞれのドミノが示すように、合併症が現れるまでの期間や合併症の種類には、やせタイプとメタボタイプで違いがあります。

合併症は血管や神経などの障害が原因ですが、どの合併症が現れるのか、その順番はほぼ決まっています。もし、順番どおりでない合併症が現れたときは、糖尿病とは別の原因があると考えられます。

また、自覚症状があって自分でも気がつきやすいものと、症状だけでは気づきにくく検査が必要なものがあります。

合併症を早期に発見するには、自分のタイプに応じた病気の「気づき方」を知っておく必要があります。

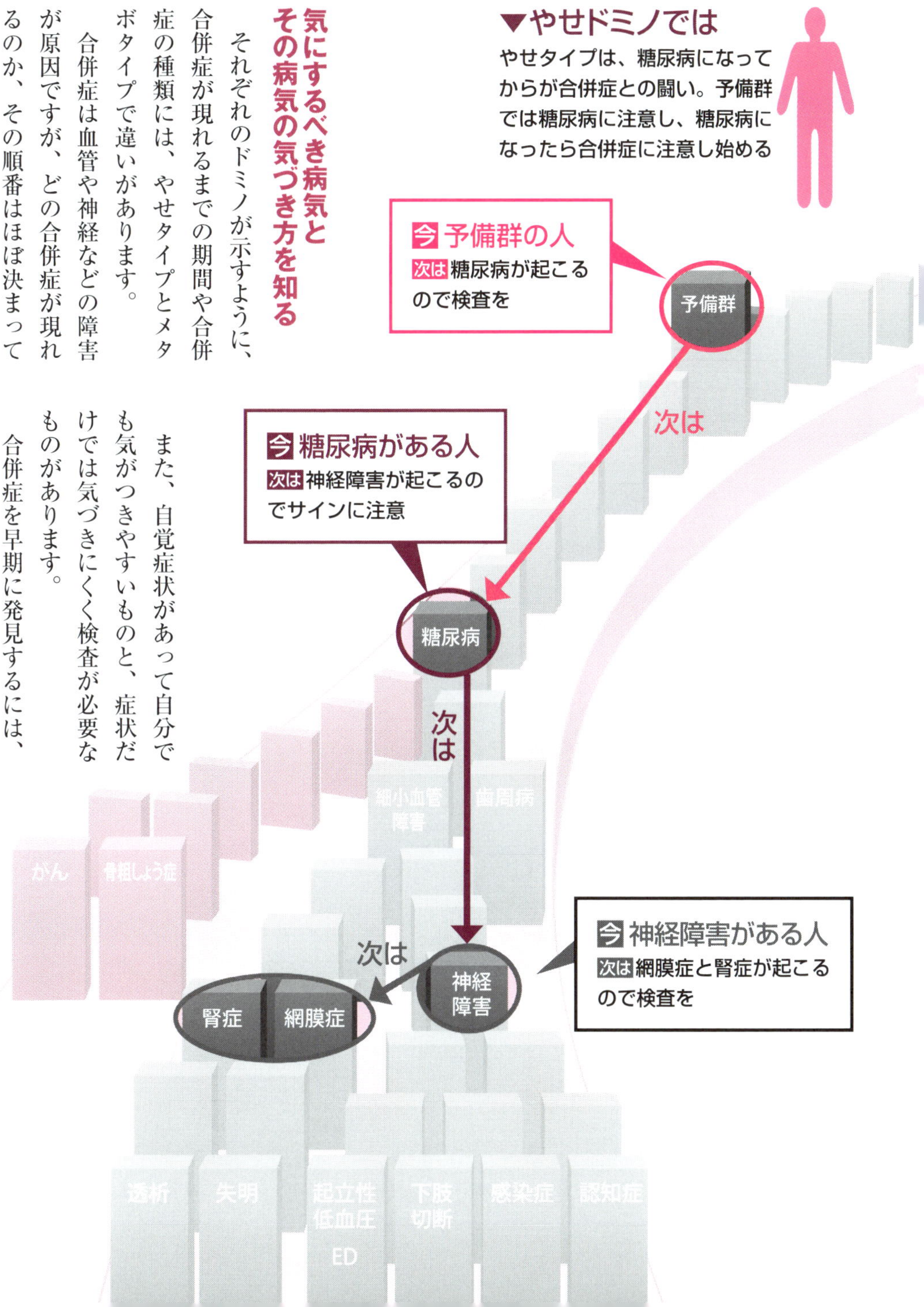
▼やせドミノでは
やせタイプは、糖尿病になってからが合併症との闘い。予備群では糖尿病に注意し、糖尿病になったら合併症に注意し始める
今 予備群の人
次は 糖尿病が起こるので検査を
予備群
次は
今 糖尿病がある人
次は 神経障害が起こるのでサインに注意
糖尿病
次は
細小血管障害
歯周病
がん
骨粗しょう症
今 神経障害がある人
次は 網膜症と腎症が起こるので検査を
神経障害
次は
腎症
網膜症
透析
失明
起立性低血圧
ED
下肢切断
感染症
認知症

メタボタイプは予備群から

大血管症は初期症状がないので検査を受けて

メタボタイプには、予備群の段階から注意すべき合併症があります。それが「大血管症」です。大血管症の始まりである動脈硬化には症状がないので、定期的な検査が欠かせません。

メタボタイプの予備群で血圧や脂質も高いと危険

「大血管症」とは、動脈硬化と、動脈硬化から起こる「脳梗塞」「心筋梗塞」などを指します。

高血糖が続くと、アテローム硬化と呼ばれる動脈硬化が進みます。アテローム硬化とは、血管壁にコレステロールなどがたまったものです。アテロームが破れて血栓ができ、血管がふさがれると脳梗塞や心筋梗塞を引き起こします。

メタボタイプは、予備群のときから高血圧や脂質異常症を伴う人が多く、アテローム硬化が進みます。血糖スパイクがある人も、大血管症の危険度が高く、注意が必要です。

血糖スパイクが血管を傷つける

メタボタイプの予備群には、食後に血糖値が急上昇する「血糖スパイク（21ページ参照）」が多くみられます。血糖値が急激に乱高下すると、動脈硬化が早く起こります。

健康な人は 3つの層でできている

健康な人の血管は3つの層からなる。いちばん内側は内皮細胞などからなる「内膜」で、「中膜」は主に筋肉、「外膜」は主に線維でできている

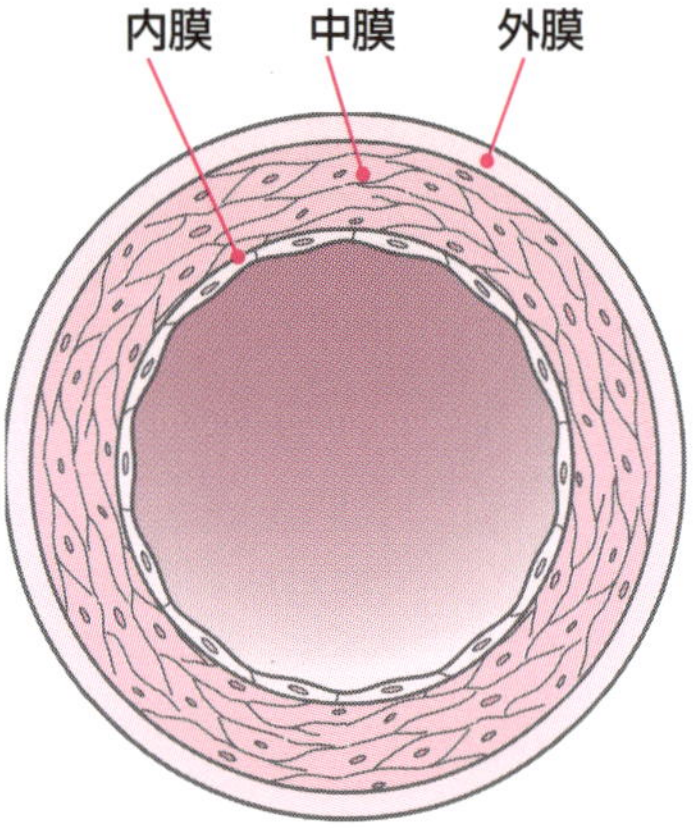

▼動脈硬化が進む要因

- ●内臓脂肪
- ●血糖スパイク、腎症
- ●高血圧、脂質異常症などの生活習慣病
- ●喫煙、大量飲酒、睡眠不足など生活習慣の乱れ
- ●歯周病
- ●悪玉（LDL）コレステロール

血糖スパイクや高血圧、脂質異常症は動脈硬化を起こす。喫煙などの生活習慣が加わると悪化が早まる

初めは

血管が狭くなる

血管壁が傷つくと、LDLコレステロールが入り込む。LDLを排除するために白血球が集まる。白血球の働きでLDLが酸化し、アテロームが血管壁にたまる。傷ついた血管の修復のために、血小板が集まる

動脈硬化

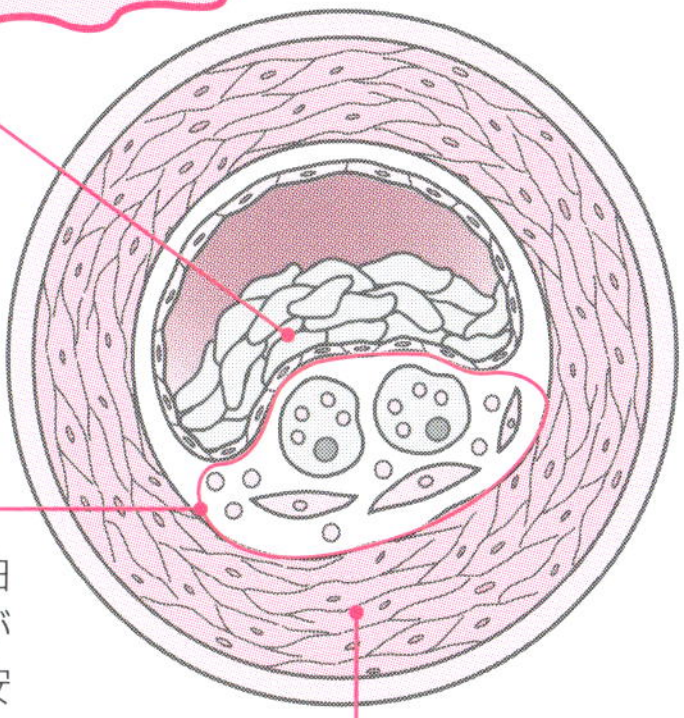
血小板
アテローム
コレステロールや白血球、中膜の細胞がたまったもの。不安定で破れやすい
中膜も厚くなる

進むと

血栓ができて詰まる

アテロームが傷ついて破裂すると、血栓ができる。血栓の大きさによっては、血管が完全にふさがる。脳血管で起これば脳梗塞に、心臓の血管で起これば心筋梗塞になる

発症

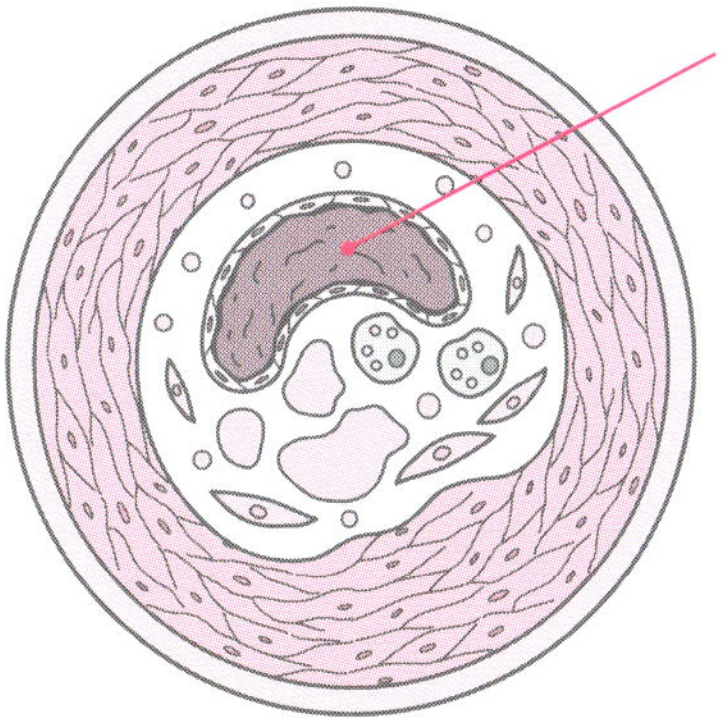
血栓
アテロームの一部が破れると、血栓ができる。血栓が血管を詰まらせる

血栓の一部がはがれ、血流に乗って別の細い血管を詰まらせることもある

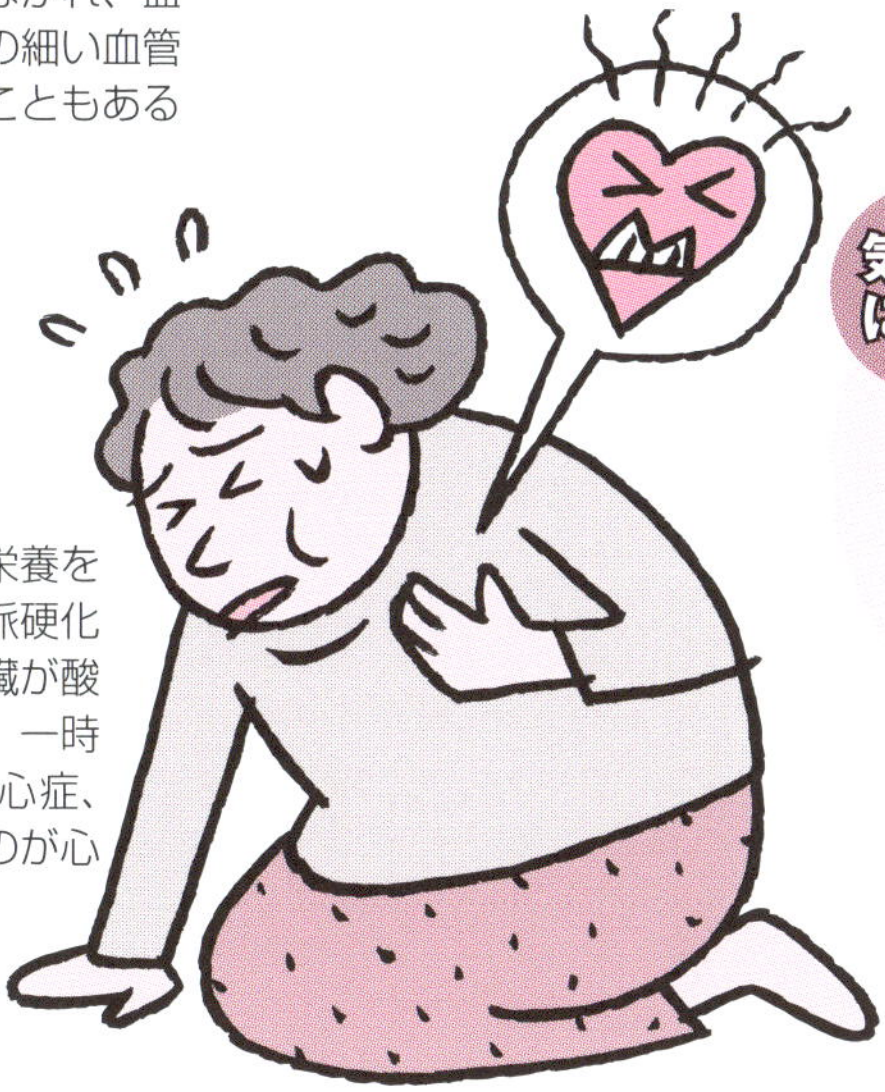

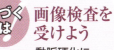

心臓に酸素や栄養を送る血管に動脈硬化が起こり、心臓が酸欠状態になる。一時的なものが狭心症、完全に詰まるのが心筋梗塞

気づくには 画像検査を受けよう

動脈硬化に自覚症状はない。発症前に気づくには、検査を定期的に受ける必要がある

▼動脈硬化の主な検査

- ●超音波検査
- ●CT、MRI検査
- ●心電図検査
- ●PWV検査

超音波で首や心臓、脚の血管を、CTやMRIは脳の血管を調べる。心電図は心臓が出す弱い電気で心臓の動きを調べる。PWV検査は手足にセンサーをつけ、心臓の拍動が手足に伝わる速度を調べる

糖尿病になってから約五年

足の異常感覚とこむら返りは神経障害のサイン

ここから先は、どちらのタイプでも起こる合併症です。神経障害は「三大合併症」のひとつですが、発症に気づかないまま放置されがちです。まずは正しい知識を身につけましょう。

高血糖で神経が失われていく

高血糖が長く続くと、多すぎる糖によって代謝異常が起こったり、神経に酸素と栄養を届けるための血管の血流が悪化したりします。その影響で神経が壊されてしまいます。

初めは

しびれや痛み、こむら返りが起こる

感覚を伝える神経や、手足など体を動かす神経が障害される。じんじん・ピリピリするようなしびれや痛み、足のこむら返りが頻繁に起こる。気づきにくいが、足の感覚が鈍くなる（感覚鈍《どん》麻《ま》）人もいる

▼しびれ・痛み・感覚鈍麻の特徴

- 両足に左右均等に起こる
- 足の爪先や裏から始まる

▼こむら返りの特徴

- 週1回以上など頻繁
- 寝ているときなど安静時にも起こる
- 原因に心当たりがない

気づくには！ 症状の現れ方に特徴がある

足の神経は高血糖の影響を受けやすいため、症状は「足から」現れる。痛みやしびれ、感覚鈍麻は、「左右同時」に起こるのが特徴的

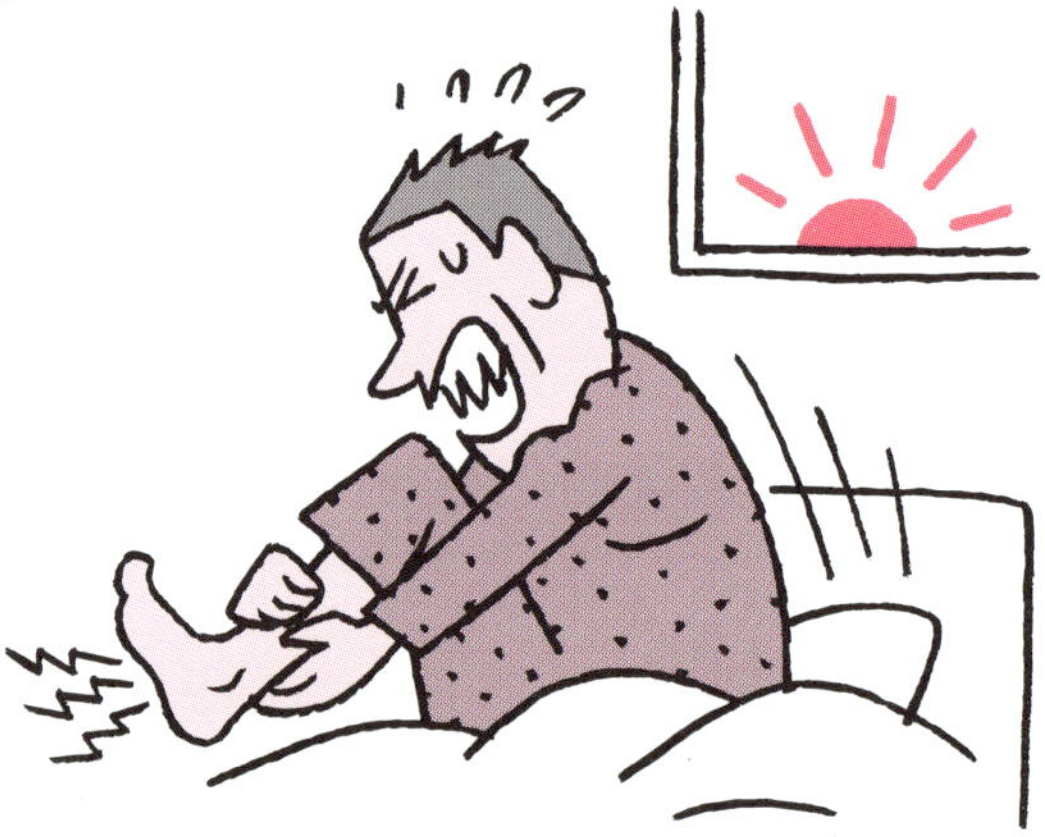

健康な人もこむら返りを起こすが、筋肉を急に使ったなどの原因がある。神経障害があると、原因もなく突然起こる

〝三大合併症〟のうち約五年で神経障害が

糖尿病には、〝三大合併症〟と呼ばれる「腎症」「網膜症」「神経障害」という代表的な合併症が三つあります。

進むと

体内の調整がしにくくなる

「自律神経」という、内臓や血管の働きを調節する神経にも影響が出る。そのため、全身の機能に異常が現れる

最後は

マヒなどで生活の質が低下する

しびれや痛みは、初めは足だけだが、やがて手にも現れ、全身に広がる。胃もたれや便秘、マヒ、筋力の低下なども起こる。ますます動きにくくなり、生活の質も著しく低下する

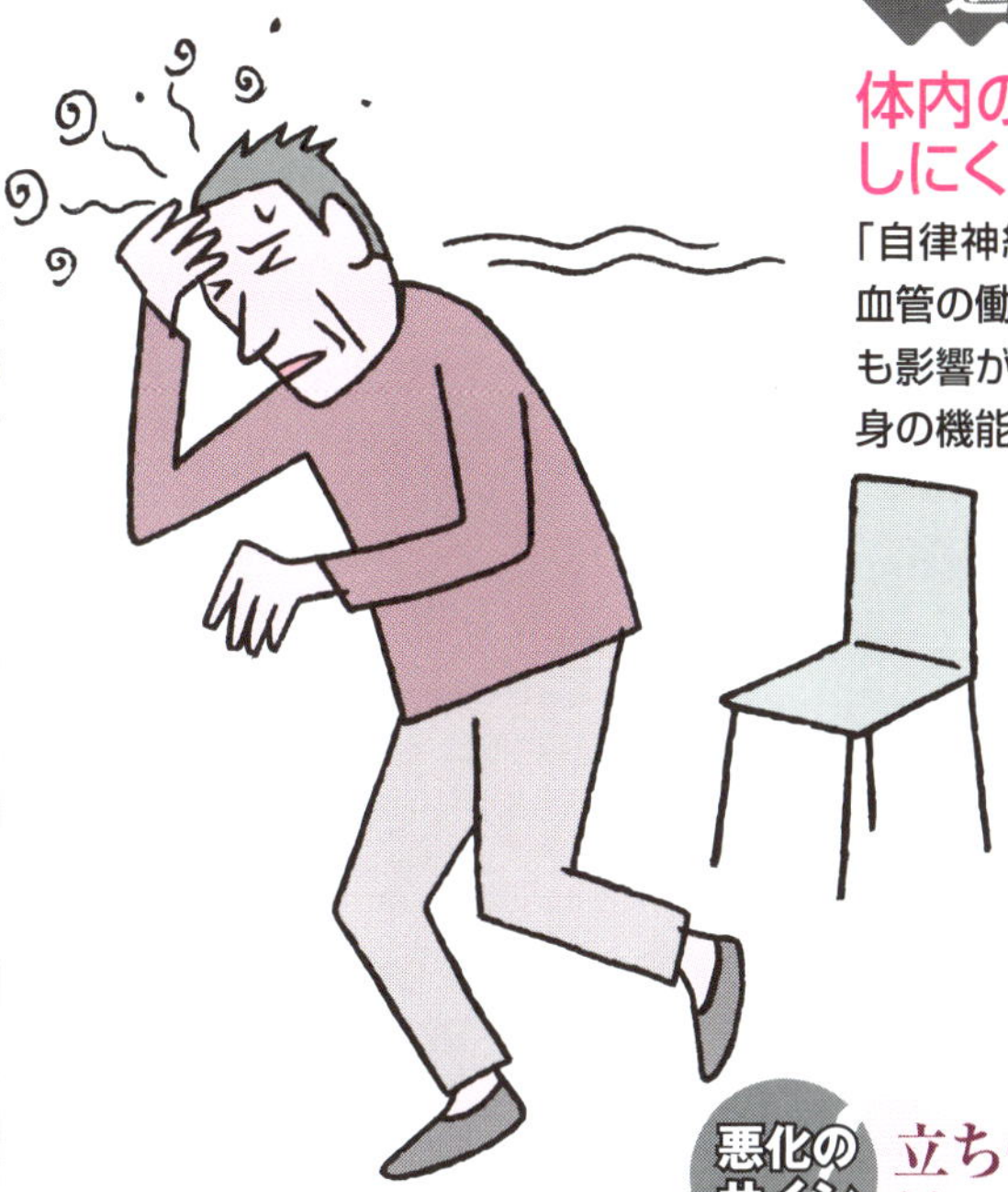

立ちくらみも発汗異常も、健康な人でも起こりうる。神経内科などで診断を受けて

神経障害の診断時は感覚や反射の低下を見る

マヒや感覚が鈍くなるといった症状は、患者さん本人が気づきにくい。早期発見するには検査が重要。医療機関では、アキレス腱をたたいて反射の様子を調べる検査（73ページ参照）や、下のような音叉《おんさ》の振動を感じる時間を調べる検査を受ける

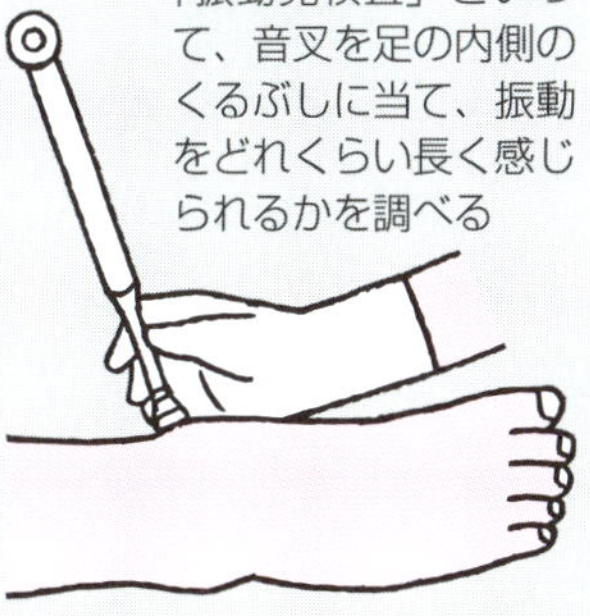

「振動覚検査」といって、音叉を足の内側のくるぶしに当て、振動をどれくらい長く感じられるかを調べる

悪化のサイン 立ちくらみや足の乾燥に注意

わかりやすいのは「立ちくらみ」。頻繁に起こる場合は悪化が疑われる。気づきにくいが足に汗をかかなくなるため（発汗異常）、夏でも「足が乾燥する」のもサイン

三大合併症のうち、神経障害は最も早く現れる合併症で、神経障害が出る前に腎症や網膜症が起こることはまずありません。神経障害は糖尿病になってから、適切な治療を受けずに放置すると、約五年を目安に現れます。

神経障害による症状は、痛みやしびれなど自分で気づきやすいものがある一方、マヒのように気づきにくいものもあります。

進行して自律神経が障害されると、体の機能を調節しにくくなり、立ちくらみや失神、排尿障害などが起こるようになります。

神経障害のあと①

目に症状がなくても眼科で網膜症の検査を

神経障害の次に現れるのが「網膜症」です。網膜症は、症状が出たときにはかなり進行しているため、症状をあてにしていると発見が遅れます。早期発見のためには定期的な検査が欠かせません。

目の血管が詰まり視力が低下する

目の網膜には、非常に細い血管がたくさんあります。高血糖が続くと血管が詰まり、網膜にむくみや出血が起こります。網膜症は３段階で進行し、悪化して大出血を起こすと失明する危険があります。

単純網膜症

毛細血管にこぶができる

網膜の血管がもろくなり、小さなこぶができる。こぶは破れやすく、出血しやすい（点状出血）。血管からたんぱく質などがもれ出て、網膜にたまり白いシミができる（硬性白斑《こうせいはくはん》）

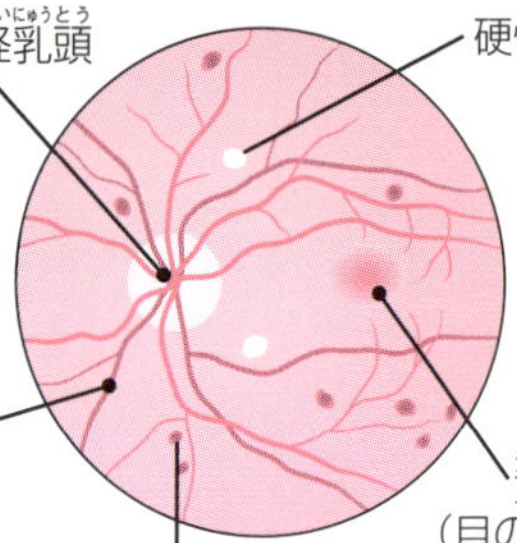

視神経乳頭《ししんけいにゅうとう》
硬性白斑
血管
黄斑部《おうはんぶ》
（目の中心）
点状出血

増殖前《ぞうしょくぜん》網膜症

毛細血管が詰まる

網膜の細い血管が詰まり、漏れ出たたんぱく質が白いシミになる（軟性《なんせい》白斑）。太い血管に変形や腫《は》れなども出てくる。この段階でも視力の低下などはない

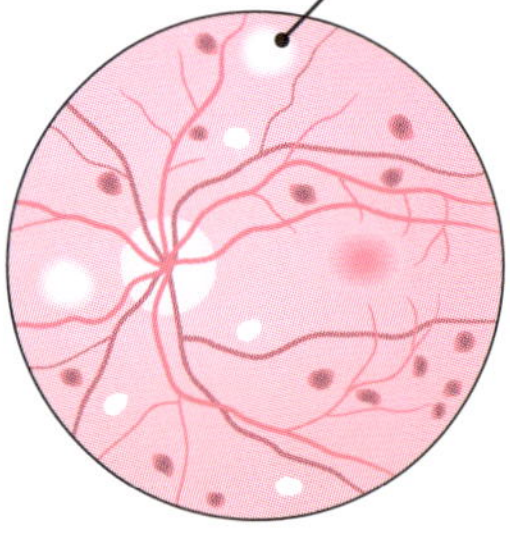

軟性白斑

増殖網膜症

異常な血管ができる

非常にもろい「新生血管」と、かさぶたのような「増殖膜」ができ、網膜と硝子体《しょうしたい》をくっつける。新生血管が破れて大出血を起こしたり（硝子体出血）、網膜が引っ張られてはがれたり（網膜剥離《はくり》）すると、急激に視力が低下する

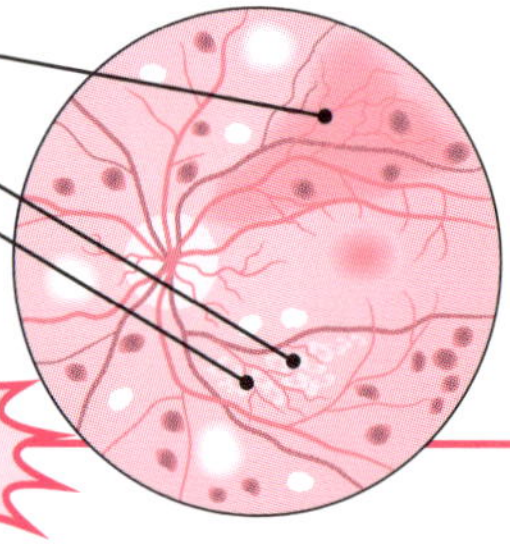

硝子体出血
増殖膜
新生血管

失明の危機

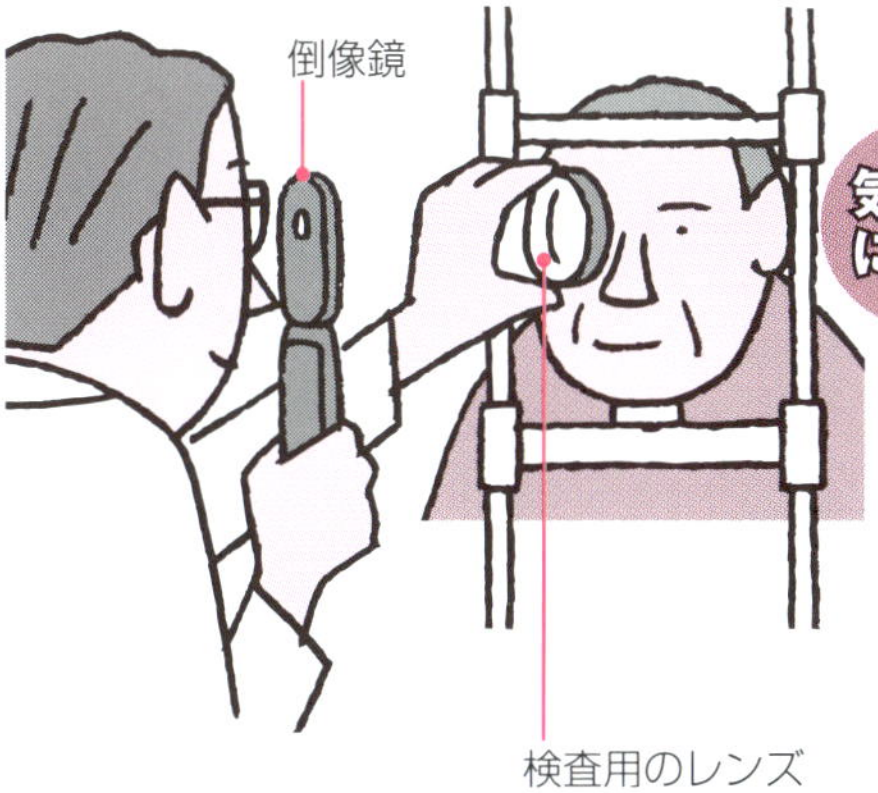
倒像鏡
検査用のレンズ

気づくには

眼科で網膜の検査を受ける

「眼底《がんてい》検査」で網膜（眼底）の状態を調べる。倒像鏡《とうぞうきょう》で目の奥に光を入れて、レンズで網膜を確認する。造影剤を注射して眼底の写真を撮ることもある

糖尿病になったら定期的に眼科へ

網膜症が進行すると、失明の危険があります。予防するには症状がなくても、医師の指示を守って、定期的に眼科で検査を受けるのがいちばん。白内障《はくないしょう》なども起こりやすいので（81ページ参照）、目の異変に気づいたら、すぐに受診しましょう。

高血糖で目の血管が傷ついて起こる

網膜症も、糖尿病の三大合併症のひとつです。目の網膜にある血管が、高血糖で傷つくことで起こります。血管が詰まったり破れたりして、網膜が障害されると視力低下や失明を招きます。

網膜症は神経障害のあとに現れます。発症や進行は、HbA1cが高いほど早いことがわかっています。＊

治療は血糖コントロールが中心です。しかし網膜症が進んだ人が、低血糖を起こしたり、悪い血糖コントロールを急によくすると、網膜症が悪化して失明する可能性があります。眼科医と内科医の指示通りに、慎重に進めてください。

▼検査のタイミング

- ●網膜症がない人……半年～1年に1回
- ●単純網膜症の人……3～6ヵ月に1回
- ●増殖前網膜症の人……1～2ヵ月に1回
- ●増殖網膜症の人……2週間～1ヵ月に1回

血糖コントロールがよくなっても、網膜への高血糖の影響はしばらく残るため、網膜症の進行が止まるまでに時間がかかる。定期的な検診が必要

（日本糖尿病学会・編著『糖尿病治療ガイド2016-2017』文光堂、2016年より）

悪化のサイン

目の症状が現れたら危険

増殖網膜症になり、硝子体出血や網膜剥離が起こると自覚症状が現れる。症状が現れると、治療しても視力を回復するのが難しい場合もある

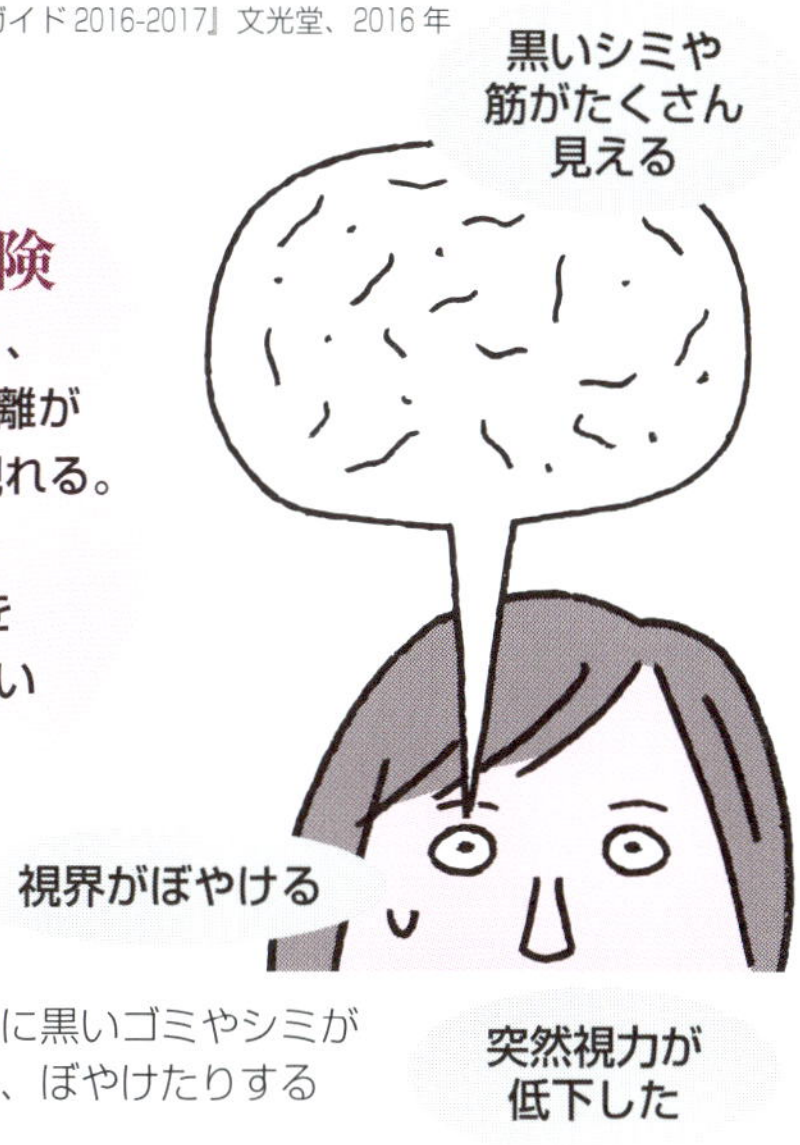
黒いシミや筋がたくさん見える
視界がぼやける
突然視力が低下した

突然視界に黒いゴミやシミが見えたり、ぼやけたりする

＊久山町研究2004年報告、糖尿病トライアルデータベース（JDCS）2011年報告より

神経障害のあと②

腎症は無症状。定期的な検査が欠かせない

現在、人工透析《じんこうとうせき》を始める原因の第一位は、糖尿病による腎症です。特に腎症はほぼ自覚症状がないため、自分で気づくのは困難です。定期的に尿検査を受けて、異常を早く発見しましょう。

腎臓の血管が傷つき尿が出なくなる

腎臓《じんぞう》は血液をろ過し、老廃物を尿として出す働きがあります。腎症になるとろ過機能が失われ、たんぱくが大量に漏れるようになります。病期は１～５期の５つの段階で進行します（左ページ参照）。

▼腎臓の位置

腎臓は、背中側の腰のあたりに位置する。背骨をはさんで左右に1つずつある。大きさは個人差があるが、にぎりこぶしよりやや大きめ

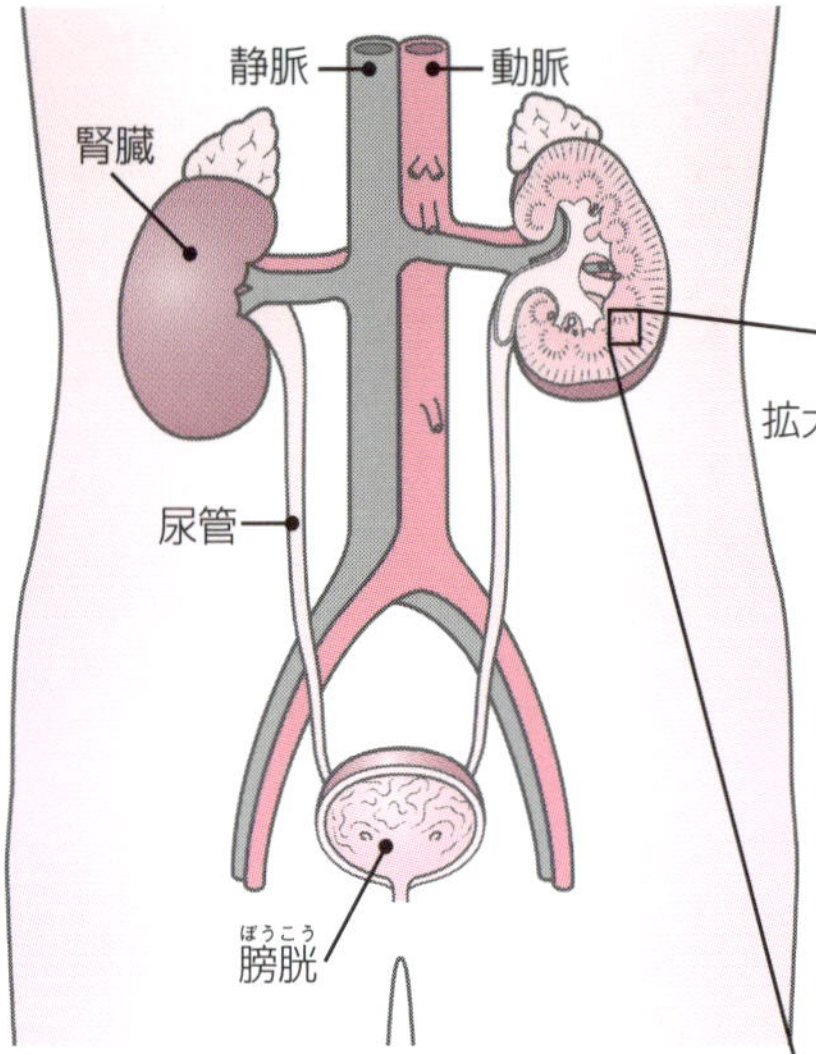

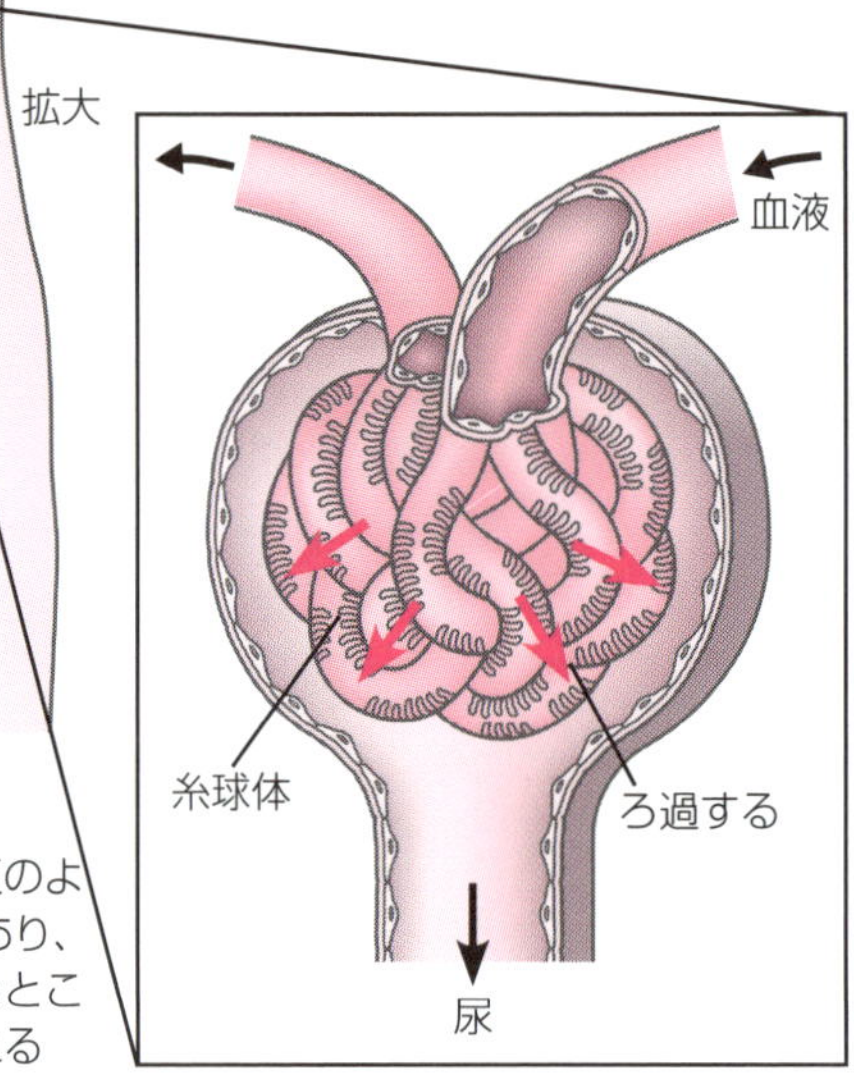

▶腎臓内の毛細血管

腎臓の中には、非常に細い血管が毛糸玉のように丸まった「糸球体《しきゅうたい》」という部分があり、ここで血液をろ過している。腎症になるとこの細い血管が傷つき、ろ過機能が失われる

自覚症状がないまま、徐々に腎機能が低下する

腎症は三大合併症のなかでも、比較的遅く現れます。網膜症とどちらが先に現れるかは、個人差が大きいといえます。

腎機能は血圧の影響も受けやすく、高血圧を伴うと早くから腎症が進みます。自分の危険度に応じて、慎重に経過を観察していきましょう。

腎症は、検査値によって五つの段階に分かれます。放置するとやがて腎不全に進み、人工透析が必要になります。症状は、腎不全くらいまで進まないと現れません。

定期的に尿検査や血液検査を受けて、腎機能の状態を確認してください。

気づくには

尿検査でアルブミンを調べる

まずは、尿検査で「アルブミン」というたんぱく質を調べる。進行すると、血液検査で「クレアチニン」を調べ、クレアチニンと年齢からわかる「GFR」も重要。GFR は腎機能の指標になる数値で、下がるほど腎機能が悪いと判断される

悪化のサイン

尿たんぱくや尿毒症の症状が現れたら危険

一般的な健診では、尿たんぱくを調べる。異常を指摘されたら、必ず精密検査を受けよう。腎症では第３期に当たる。腎不全になると、老廃物《ろうはいぶつ》や毒素を排泄《はいせつ》できず、下のような症状が現れる

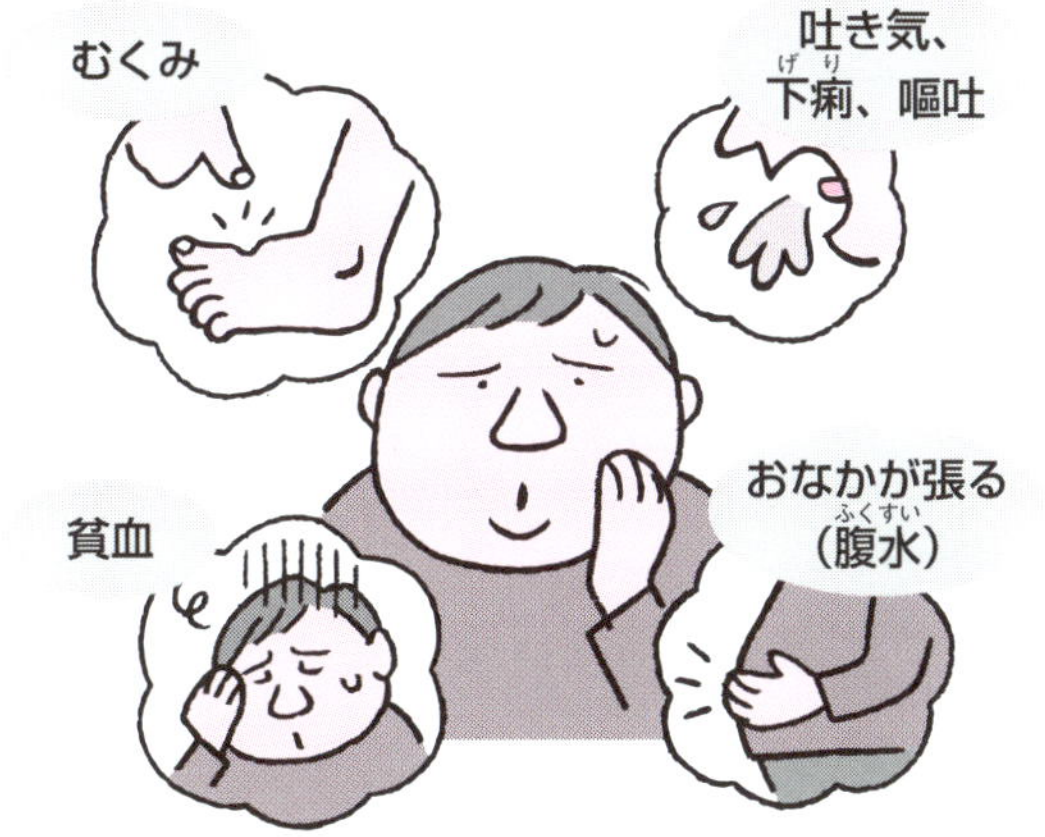
むくみ
吐き気、下痢《げり》、嘔吐
貧血
おなかが張る（腹水《ふくすい》）

尿毒症の代表的な症状。放置すると命にかかわる

▼検査値と腎症の病期

第1期／腎症前期

- 正常アルブミン尿
- GFR：30以上

アルブミン尿はなく、GFRも正常あるいは高値。腎症が起きていない状態

↓

第2期／早期腎症期

- 微量アルブミン尿、たんぱく尿−〜±
- GFR：30以上

尿にごく微量のアルブミンが現れる（微量アルブミン尿）。GFR にはあまり変化がない。腎症の始まりを意味する

↓

第3期／顕性《けんせい》腎症期

- 顕性アルブミン尿あるいはたんぱく尿
- GFR：30以上

アルブミンの量が増え（顕性アルブミン尿）、尿たんぱく検査でも発見できる。GFR が徐々に下がり始める

↓

第4期／腎不全期

- たんぱく尿は問わない
- GFR：30未満

たんぱく尿が増え、GFRは明らかに下がり30未満に。左記の自覚症状が出始める

↓

第5期／透析療法期

- 人工透析が必要

腎機能がほぼ失われ、尿が出なくなる。人工透析などの治療を受けないと命にかかわる

三大合併症が始まるころ

水虫の増加や膀胱炎は免疫力低下のサイン

糖尿病を放置すると免疫力が低下し、全身に感染症の心配が出てきます。感染症があると、血糖コントロールも悪化します。免疫力の低下に早く気づいて、予防に努めることが大切です。

高血糖や合併症が積み重なって免疫力が低下

三大合併症が現れるころ、傷が治りにくくなったり、特に皮膚と尿路の感染症が増えたりします。三大合併症が進行すると、肺炎など感染症が重症化しやすく、しかも治りにくくなります。

原因は、高血糖で白血球の働きが低下するのに加え、神経障害や血流障害などが重なり合うことです。加齢も影響します。

感染症にかかると、血糖値が不安定になります。薬の効きも悪く、血糖コントロールが難しくなるため、糖尿病や合併症の悪化にもつながります。免疫力が低下していることを自覚して、感染症対策に努めましょう。

免疫が働きにくく病原体が侵入しやすい

感染に弱くなるのは、免疫細胞の働きの低下、血流の悪化、神経障害による影響の３つが重なるためです。合併症が進行した人ほど、重症の感染症にかかりやすくなります。

免疫細胞の働きが弱くなる

免疫細胞の殺菌力が低下したり、動きが鈍くなったり、細胞の数も減ることがある

神経障害で病原体が侵入しやすい

感覚が鈍くなって傷に気づきにくい。尿が残りやすく、細菌が増えやすい

血流が悪い

免疫細胞は血流に乗って移動するため、到着が遅れる。傷などを修復するための、酸素や栄養が行き届かなくなる

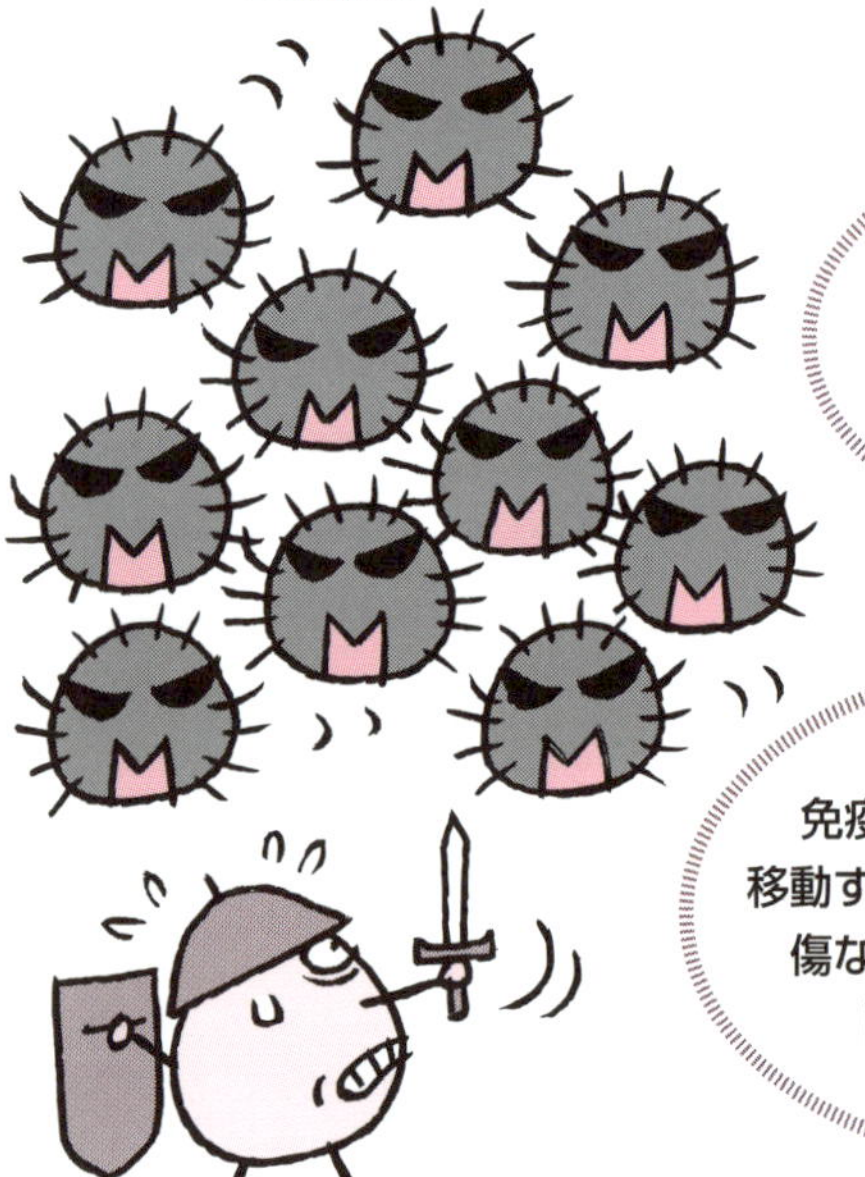

二大サインは皮膚と尿路

皮膚と尿路の感染症の増加は、免疫力の低下を知らせるサインです。水虫や膀《ぼう》胱炎《こうえん》が増えてきたら、早期から適切な治療を受け、悪化を防ぐことが第一です。

気づくには 水虫が多い

水虫やカンジダ症が多い。特に
足の水虫は、足病変（94 ページ参照）の
原因にもなりやすく要注意。爪水虫も多い。
カンジダ症はカビによる感染症で、
口内や陰部にもみられる

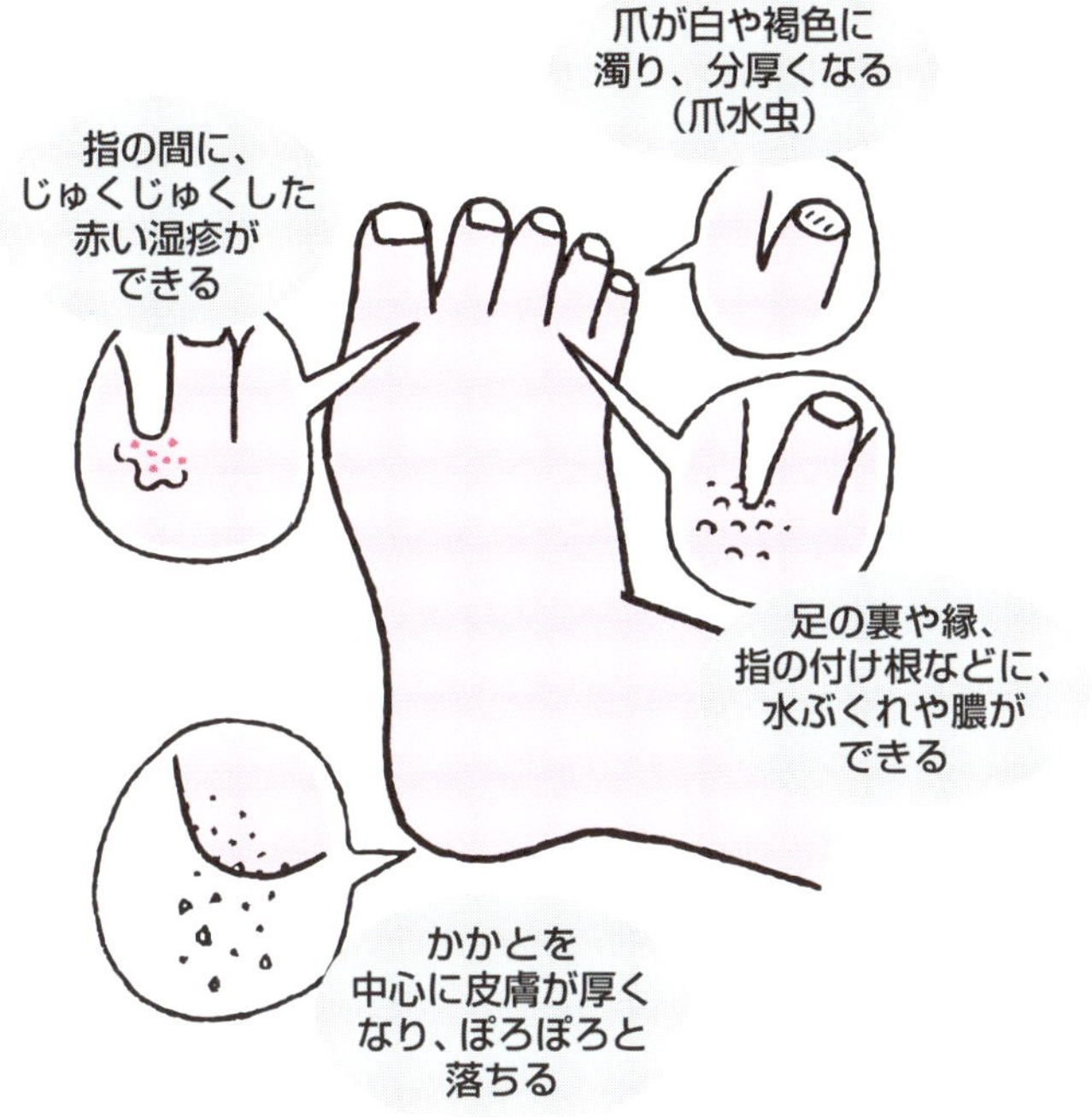
爪が白や褐色に
濁り、分厚くなる
（爪水虫）
指の間に、
じゅくじゅくした
赤い湿疹が
できる
足の裏や縁、
指の付け根などに、
水ぶくれや膿が
できる
かかとを
中心に皮膚が厚く
なり、ぽろぽろと
落ちる

気づくには 膀胱炎になる

神経障害によって
尿を排泄しきれず、膀胱内に
尿が長時間たまると、細菌が
増殖して膀胱炎になりやすい。
軽い膀胱炎でも
治りにくかったり、発症を
繰り返したりする

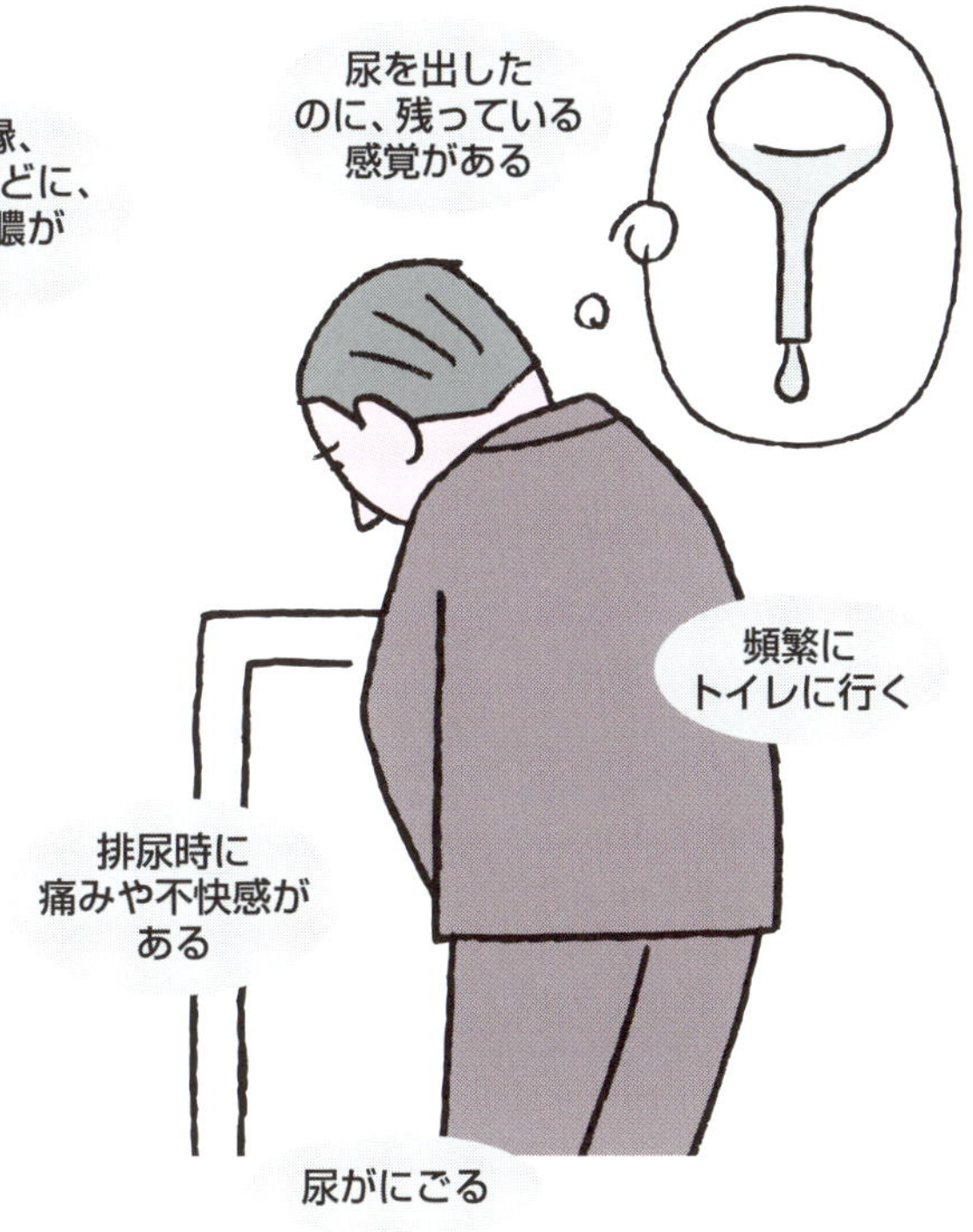
尿を出した
のに、残っている
感覚がある
頻繁に
トイレに行く
排尿時に
痛みや不快感が
ある
尿がにごる

かぜから肺炎になることも多い

糖尿病の人は、かぜをこじらせて肺炎を引き起こすケースも多くみられます。38℃以上の高熱が続く、せきが止まらない、呼吸が苦しく胸が痛いといった症状が、１週間以上続くときは肺炎が疑われます。すぐに受診して治療を受けてください。

三大合併症が進んだころ

骨がもろくなりやすいので運動し転倒を防ぐ

糖尿病の影響は、骨にもおよびます。骨粗しょう症で骨折する人が増えてくるのです。検査では見つけにくいため、骨折しやすいことを自覚して、骨を強化する食事や運動を心がけるしかありません。

高血糖で質の悪い骨が増える

骨粗しょう症の検査では、一般的に骨密《こつみつ》度《ど》を調べますが、糖尿病の人は検査では当初異常がみられません。しかし、実際には骨の質が低下して、とてももろくなっています。やがて加齢によって骨密度が低下すると、骨折の危険がかなり高くなります。

健康な人

硬い構造の骨がバランスよくつくられる

骨の硬さ（質）をつくるのがカルシウムとコラーゲン。古くなった骨を壊す「破《は》骨《こつ》細胞」と新しい骨をつくる「骨《こつ》芽《が》細胞」がバランスよく働いて、骨量（密度）を保っている

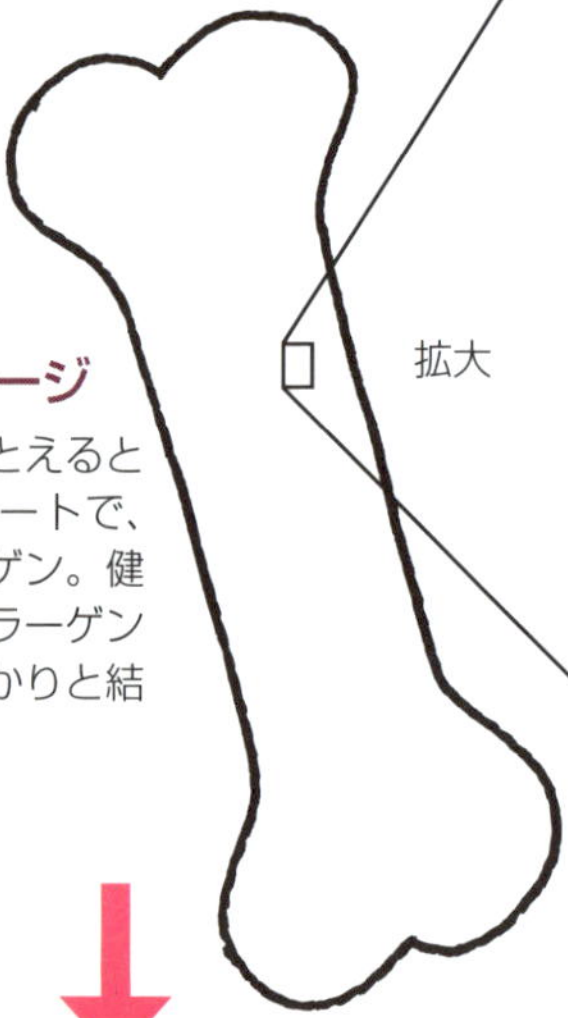

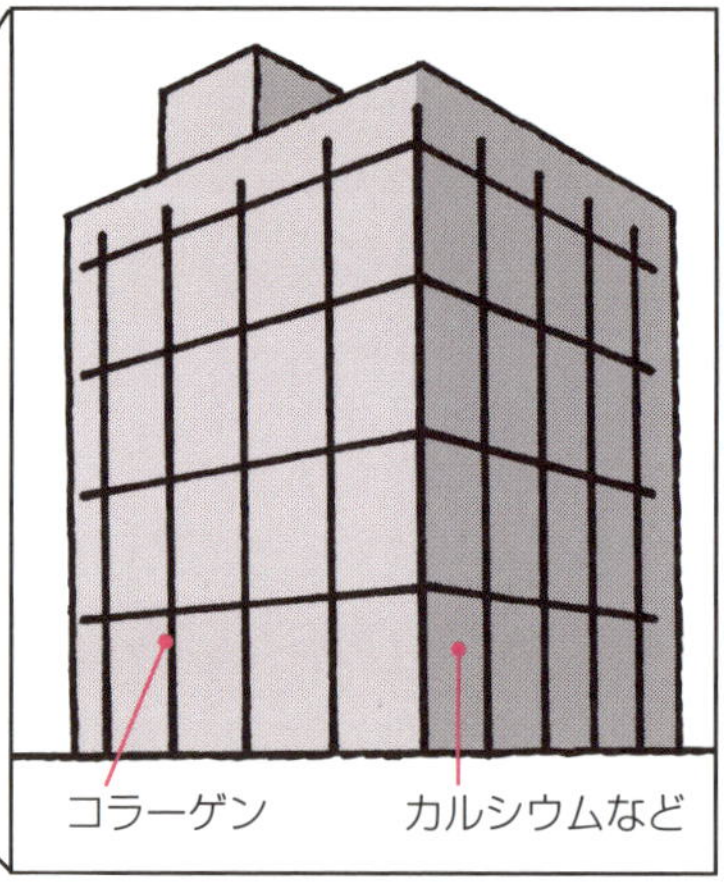

▶骨のイメージ

骨を建物にたとえると鉄筋コンクリートで、鉄筋がコラーゲン。健康な骨は、コラーゲンどうしがしっかりと結びついている

糖尿病が長いと

もろい骨が増える

糖尿病の人は、当初は骨量の減少がみられない。実際は骨質が悪く、糖尿病歴が長い人ほど骨はもろい。加齢による影響が加わると、骨量も減ってくるため、骨はますますもろくなる

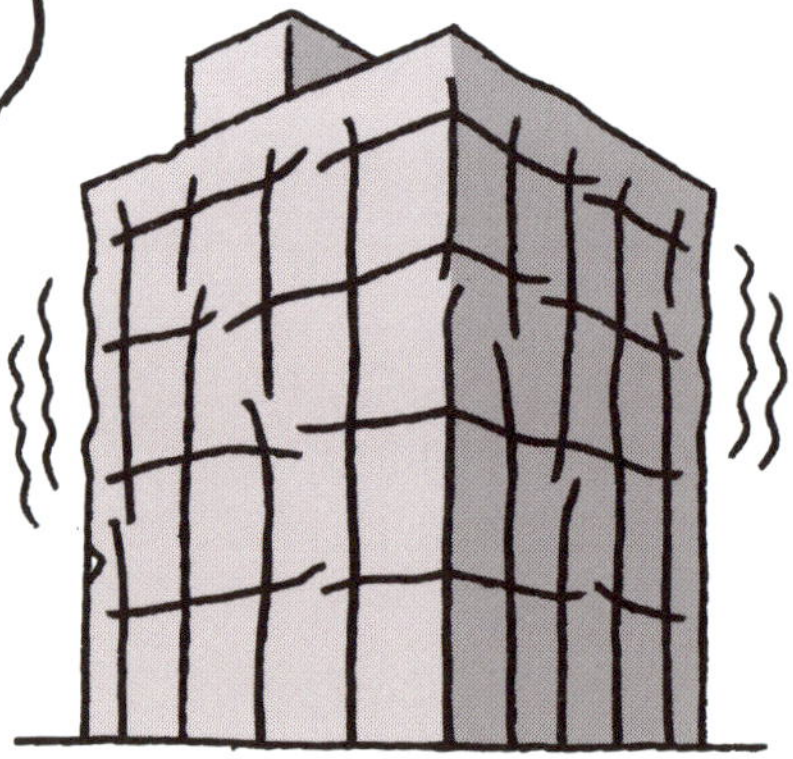

コラーゲンの結びつきが弱くなり、もろい構造になってしまう

気づくのは難しいので骨折の予防を

骨がもろくなっていることに気づくためのサインはありません。骨量が減少していない段階では、骨粗しょう症の検査を受けてもわからず、治療薬も使えません。そのため、骨折を予防することが大切です。

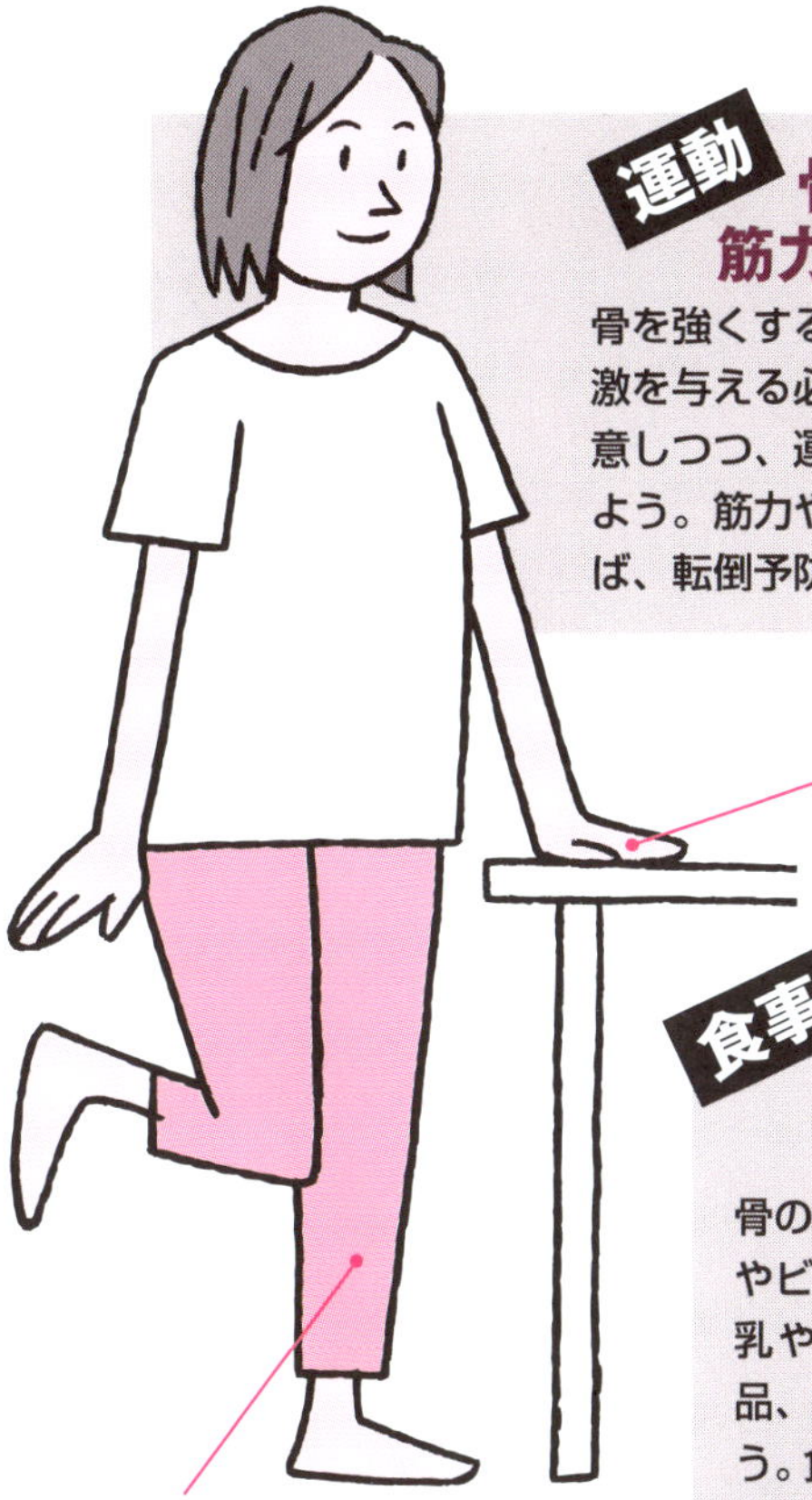
運動で転ばないよう、壁やいすなどにつかまる
片方の足だけで立つなど、転びにくく骨に適度な負担がある運動がよい。ウォーキングもおすすめ

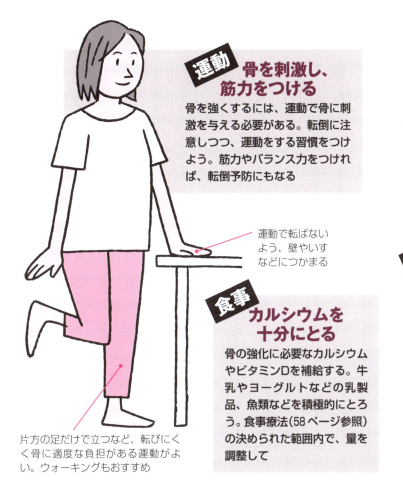

運動　骨を刺激し、筋力をつける

骨を強くするには、運動で骨に刺激を与える必要がある。転倒に注意しつつ、運動をする習慣をつけよう。筋力やバランス力をつければ、転倒予防にもなる

食事　カルシウムを十分にとる

骨の強化に必要なカルシウムやビタミンDを補給する。牛乳やヨーグルトなどの乳製品、魚類などを積極的にとろう。食事療法（58ページ参照）の決められた範囲内で、量を調整して

環境　室内で転ばないように整える

転倒の多くは室内で起こっている。カーペットの厚みや室内の出入り口などの段差を解消する。足をひっかけないように電気類のコードの位置を変え、床や畳に物をあまり置かない。スリッパや靴下は滑り止めがついているものがおすすめ

高血糖歴が長く、血縁に骨粗しょう症のある女性が危険

糖尿病のある人は、骨密度の検査では異常がないにもかかわらず、骨折が多くみられます。

高血糖の影響によって、まず骨質を維持するコラーゲンが変質します。それを補おうとして、最初は骨をつくる骨芽細胞の働きが高まります。そのため、骨量は減少していないのに、骨質が悪く、もろくなるのです。

この現象は、高血糖歴が長い人ほど進んでおり、骨折のリスクが高まっています。しかし、通常の骨粗しょう症の検査では異常を発見しにくく、かなり悪化してからでないと診断がつきません。

そこで、危険度の高い人は早い段階から骨粗しょう症対策を始める必要があります。糖尿病歴が長い人、特に女性で、親やきょうだいに骨粗しょう症の患者さんがいる人は、危険度が高いといえます。食事や運動で予防し、転倒しないように気をつけましょう。

三大合併症がかなり進んだころ

認知症が起こりやすいので周囲の気づきが重要

認知症は、糖尿病の人だけに起こるわけではありませんが、糖尿病があると発症しやすく、発症するとお互いを悪化させ合います。早期発見できるように周囲の人も気をつけましょう。

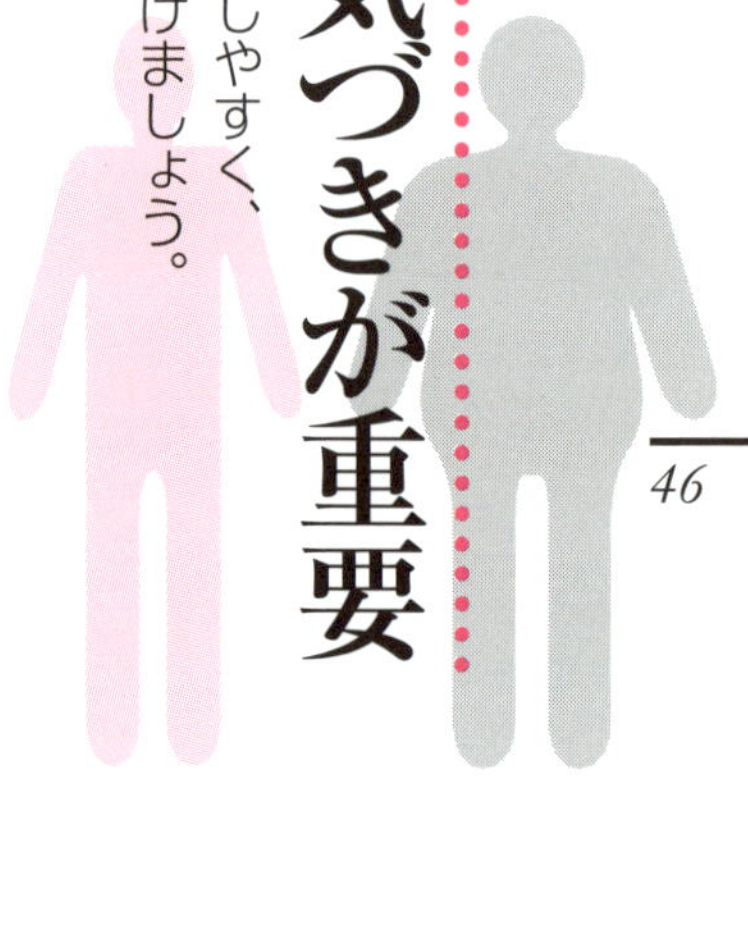

高血糖と低血糖が脳のダメージになる

糖尿病の人に認知症が起こりやすいのは、高血糖や重症の低血糖（31ページ参照）があること、インスリン抵抗性があること、合併症で脳血管障害を起こしやすいことなどが影響していると考えられています。

糖尿病でリスクが増える

健康な人でも認知症は起こるが、血糖値の乱高下など糖尿病が原因で、リスクがさらに増える

▼健康な人にもあるリスク
- 加齢
- 体質など遺伝的な要因

＋

▼糖尿病が原因で増えるリスク
- 著しい高血糖、重症の低血糖
- インスリン抵抗性が高い状態
- 脳血管障害（脳梗塞など）

↓

認知症が進行

▼発症の主なサイン
- 昨日や数日前のことを忘れる
- 日付や今いる場所を忘れる
- 料理や外出をしなくなった
- 注意力や判断力が低下した
- うつ病のような症状がある

気づくには！

もの忘れが手がかり

代表的な症状は、もの忘れ。糖尿病の人は、薬ののみ忘れやのみ違いのほか、意欲の低下などの日常のささいな変化が、気づきやすいサイン

糖尿病がない人の二～四倍多く、進みやすい

認知症は加齢の影響が大きいこともあり、糖尿病の人では三大合併症がかなり進んだころ、加齢に重なるように増えてきます。

認知症は糖尿病特有の合併症ではありませんが、糖尿病がない人と比べて約二倍、治療でインスリ

ン注射薬を使っている人だと約四倍も多く、アルツハイマー型や脳血管性の認知症を発症します。

問題なのは、糖尿病の人が認知症になると食事療法や服薬管理が適切にできず、治療に影響すること。そうなると合併症も認知症も悪化します。血糖コントロールの不良によって低血糖や高血糖を起こし、ふらつきから転倒したり骨折したりすると、生活の質の低下にもつながります。

うつ病に認知症が隠れていることもある

高齢者の場合、うつ病の陰に認知症が潜んでいるケースが少なくありません。無気力や、ぼんやりとして元気がないといった症状は一見うつ病のようですが、認知症の症状でもあるため、専門医の鑑別が大切です。

糖尿病の人は、うつ病も認知症も多いので、高齢の場合は両方のリスクがあることを知っておいてください。

本人も周囲もわかりやすい治療にする

糖尿病の人が認知症を予防するには、極端な高血糖や低血糖を避けることが大切です。特に高齢者は、服薬や食事などをできるだけシンプルにして、本人も周囲の人も簡単で安全にケアができる方法を考えましょう。

食事 バランスのよい食事を心がける

血糖値が乱れる最大の原因は、食事。本人が食事のしたくが困難なときは、家族や周囲の人が手伝う。療養食の宅配サービスなどを利用する方法もある

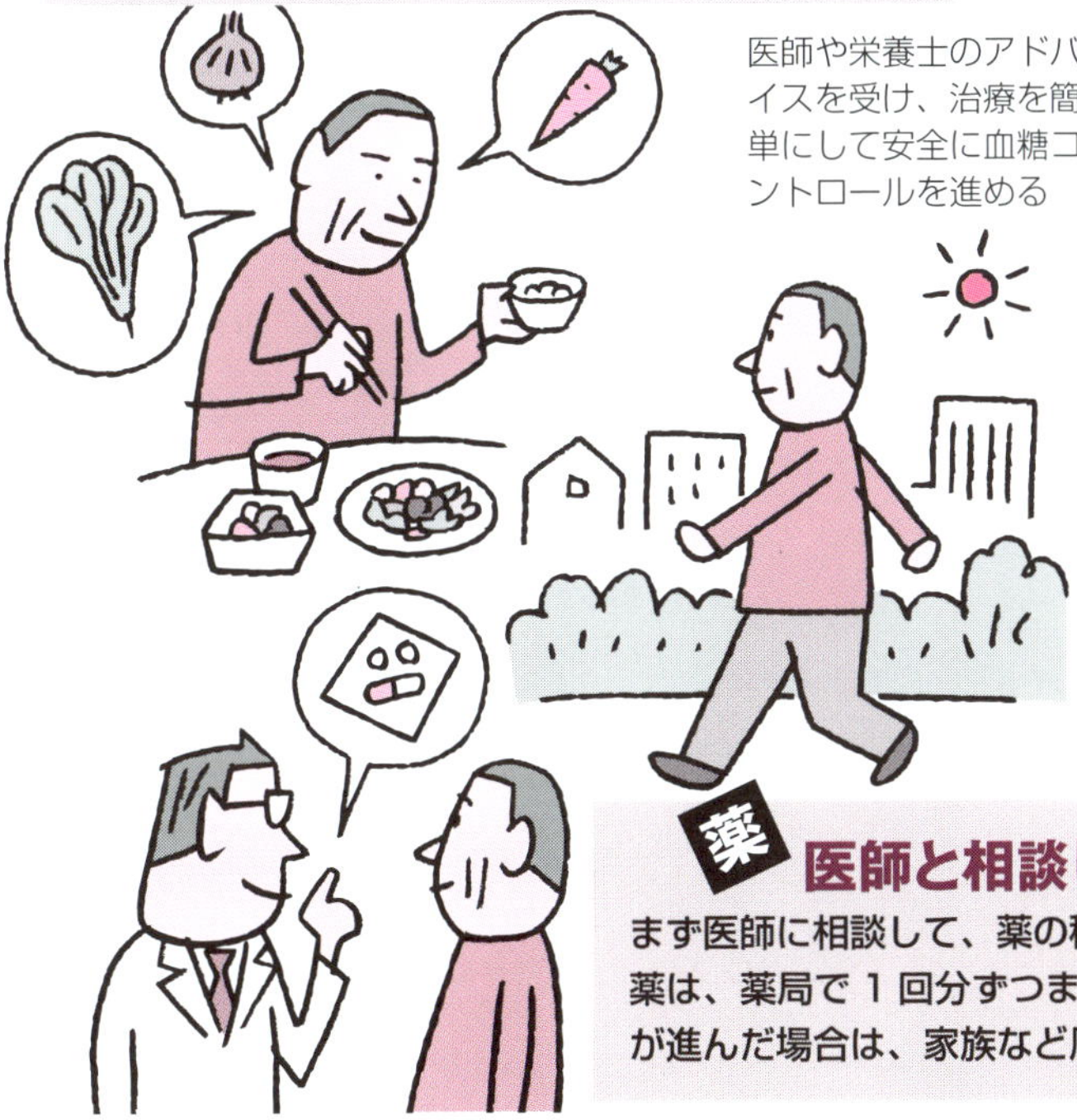

医師や栄養士のアドバイスを受け、治療を簡単にして安全に血糖コントロールを進める

運動 家に閉じこもらず活動的に

他人との会話や交流がないと、認知症が進むおそれがある。散歩や運動には家族もつき合おう。1人での外出が難しいときは、デイサービスを利用するなど、家に閉じこもらないように工夫する

薬 医師と相談して簡単なのみ方に

まず医師に相談して、薬の種類や服用回数を減らすなどの工夫を。薬は、薬局で1回分ずつまとめることもできる（一包《いっぽう》化《か》）。認知症が進んだ場合は、家族など周囲の人が服薬管理をしたほうが安全

いつでも起こりうる①

歯ぐきの赤みや腫れ、出血は歯周病のサイン

免疫力の低下の影響は、口の中にも及びます。歯周病はその代表的な病気です。

近年、歯周病そのものが糖尿病の発症・悪化に関係していることがわかりました。

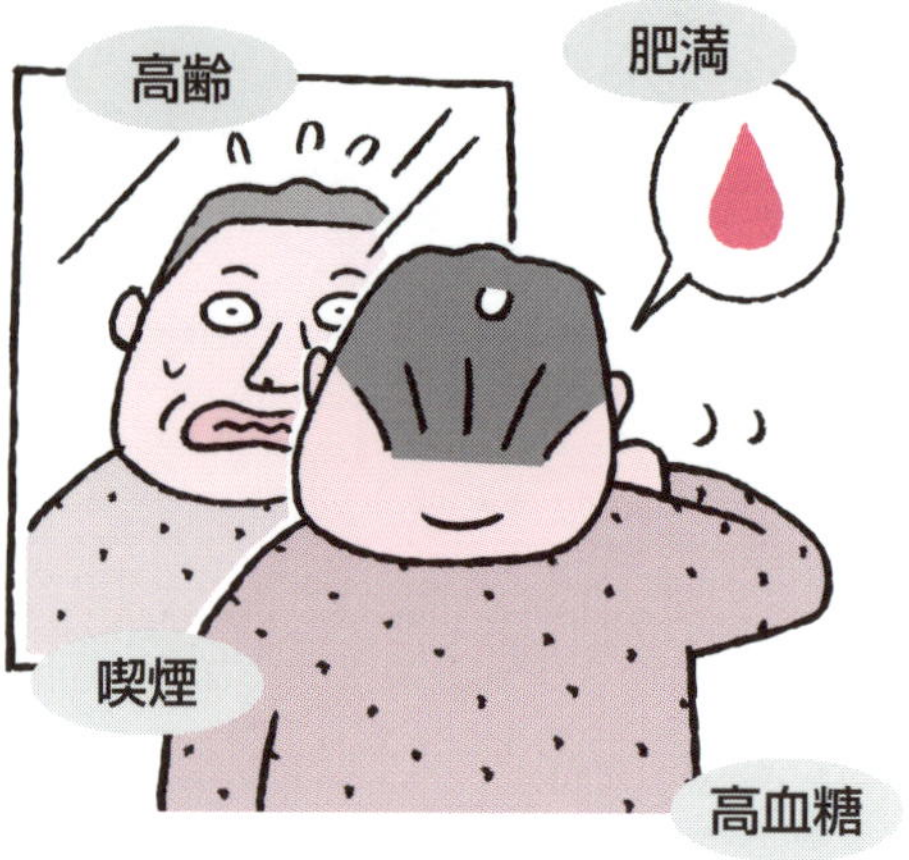

高齢
肥満
喫煙
高血糖

年齢などの体の状態と、喫煙など生活習慣の影響で発症や進行が早まる。ストレスが多いことや歯科健診を長年受けていないことも要因になる

高血糖で口の中の細菌が増える

糖尿病の人は免疫機能が低下し、感染しやすくなっています。それは口の中も同様です。細菌の増殖を抑える力が弱いため、歯周病菌が繁殖し、歯周病になる人が非常に多くみられます。

▼糖尿病で増える要因

- 免疫力低下
- 血流悪化
- 傷を治す力の低下

歯周病は感染症のひとつ。感染症が増える要因(42ページ参照)と同様に、高血糖による免疫力の低下や血流の悪化がかかわっている

歯肉炎（歯周病の初期）

歯ぐきに炎症が起こる

歯垢《しこう》に含まれる大量の細菌によって、歯ぐきに炎症が起こり、腫れや赤みが出る。この段階なら適切なブラッシング（64ページ参照）や歯科でのクリーニングによって比較的早く治る

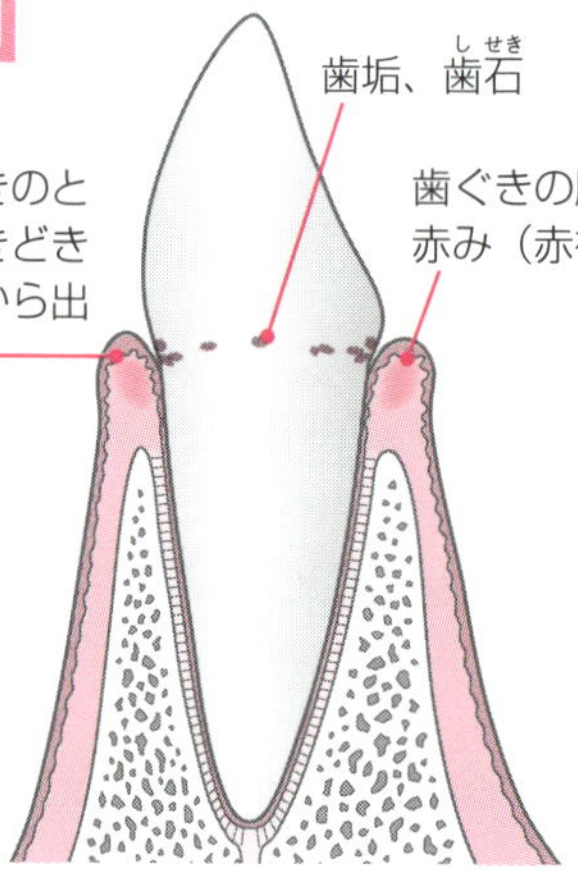

歯垢、歯石《しせき》
歯みがきのとき、ときどき歯ぐきから出血する
歯ぐきの腫れ、赤み（赤褐色）

気づくには 歯ぐきに異変がある

進行は遅いので、出血などのトラブルも「よくあること」と思って放置しがち。定期的に歯科健診を受け、歯ぐきに右記の異変があったら受診を

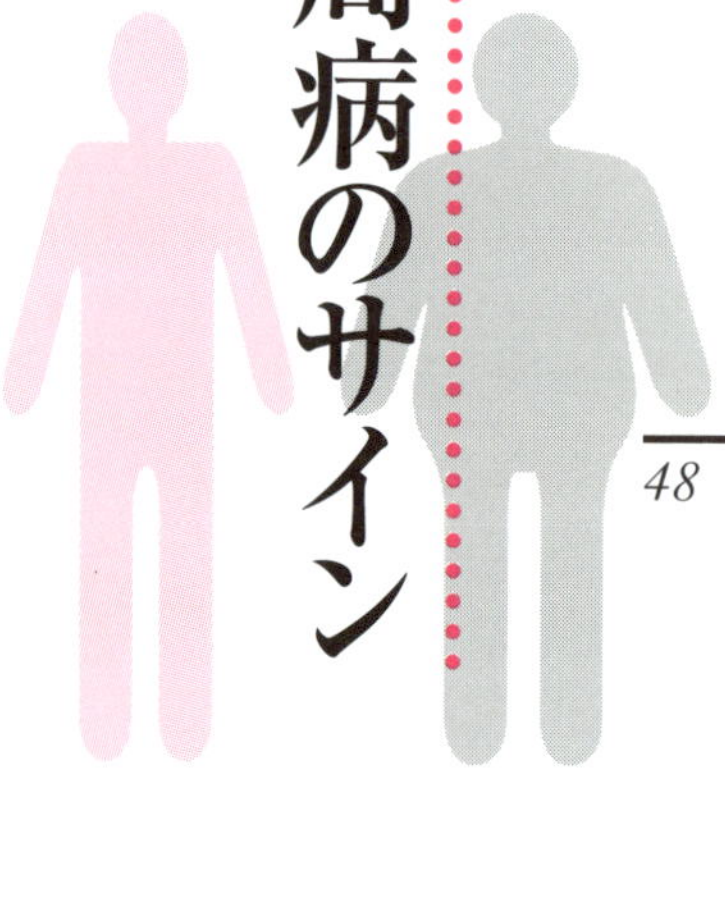

歯周病は口の中の感染症で糖尿病と悪化させ合う関係

糖尿病の人は感染に弱く、口の中の感染症である「歯周病」も非常に多くみられます。

歯周病が、全身に影響することもわかってきました。歯周病による炎症が血糖値を上げ、メタボリックシンドロームや動脈硬化を促し、脳梗塞や心筋梗塞のリスクを高めます。最近では、ドミノにおいても糖尿病より上流に位置しているのではないかという意見があり、注目されています。

実際、歯周病を治療するとHbA1cが下がることから、お互いに影響し合っているのは確かです。歯のケアは、歯周病の予防だけでなく、良好な血糖コントロールにも欠かせないのです。

歯周病

歯の土台全体に炎症が広がる

歯肉炎が進行し、歯ぐきや歯を支える組織にも炎症が広がった状態。重症化すると歯を支える骨が傷んで歯がぐらつき、最終的には歯が抜けてしまう

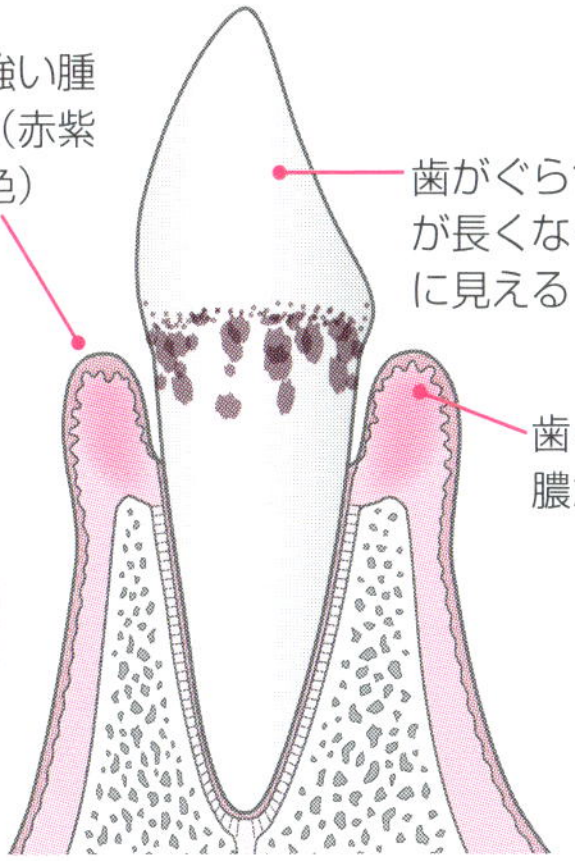
歯ぐきの強い腫れ、赤み（赤紫色〜赤暗色）
歯がぐらつく、歯が長くなったように見える
歯ぐきから膿が出る

悪化のサイン　歯の土台が壊れていく

最初は歯ぐきの出血や腫れ・赤みなどが強くなるだけ。やがて歯の土台も壊れて、歯がぐらつき始める

悪化のサイン　歯にしみたり息が臭いと指摘されることも

「冷たいものが歯にしみる」「朝起きたときに口の中が粘つく」「噛《か》み合わせに違和感がある」といった自覚症状のほか、家族に息が臭いことを指摘される人もいる

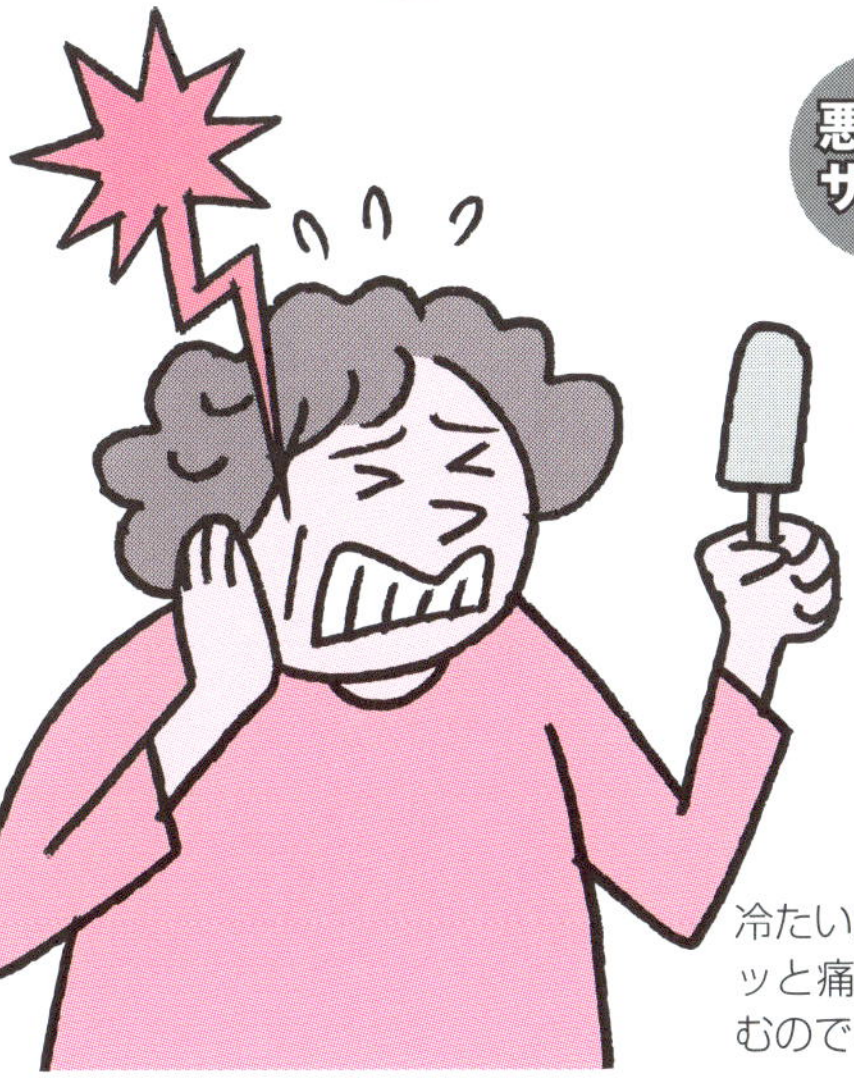

冷たい飲食物が歯の根元に当たるとピリッと痛む（知覚過敏）。歯ブラシでも痛むので、歯みがきがおろそかになりがち

歯周病が糖尿病発症の原因になる?

最新の研究で、歯周病菌のもつ毒素が血液中に入りこみ、インスリン抵抗性を高めて血糖値に影響することがわかりました。糖尿病の発症にかかわるとも言われています。糖尿病予防のためにも、口のケアは重要なのです。

いつでも起こりうる②

がんになりやすいので定期的に検診を受けて

がんも、糖尿病特有の合併症ではありません。しかし健康な人に比べ、糖尿病の人ががんになりやすいのは事実です。定期検査で早期発見に努めましょう。

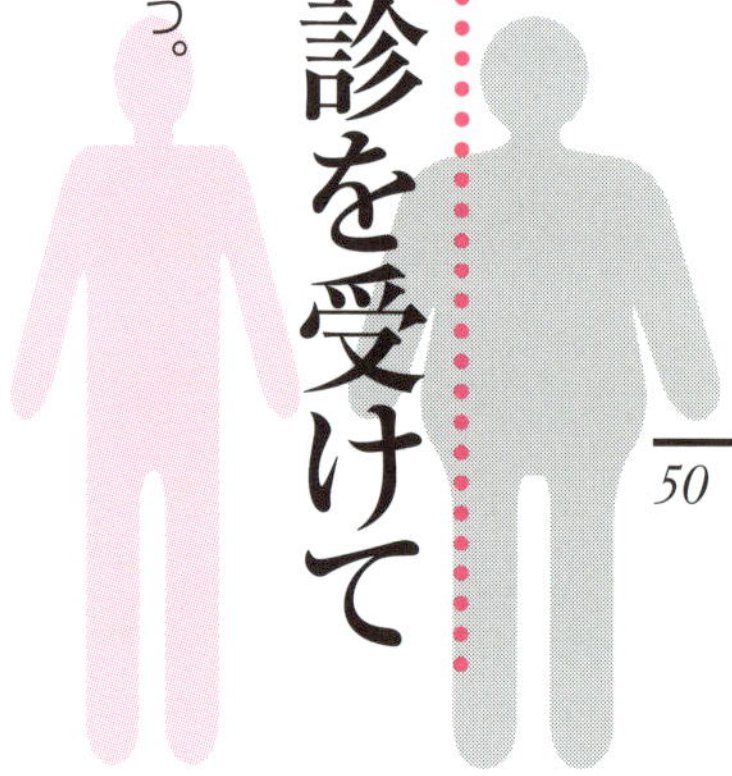

糖尿病とがんに深い関係がある

糖尿病とがんでは、発症の危険を高める要因（リスク）がいくつも重なっています。そのため、糖尿病の人はがんになりやすいと考えられています。特に糖尿病の人に多い、がんの種類もわかっています。

リスクの共通点が多く、糖尿病でがんのリスクが増える

糖尿病とがんには、下のような共通のリスクがある。さらに糖尿病の人は、インスリン抵抗性による高インスリン血症、高血糖による細胞の酸化が、がんのリスクになると考えられる

▼糖尿病とがんで共通のリスク

- ●加齢
- ●遺伝的な体質
- ●肥満
- ●運動不足
- ●喫煙
- ●大量飲酒
- ●エネルギー・脂肪・塩分のとりすぎ

＋

▼糖尿病が原因で増えるがんのリスク

- ●インスリン抵抗性によるインスリン濃度が高い状態
- ●高血糖
- ●炎症

↓

がんが増える

全てのがんが増えるが特に増えるがんがある

糖尿病がある人は、すべてのがんのリスクが約 20% 高くなる。なかでも肝臓がん、子宮体がん、すい臓がんが特に高く、約2倍になる

▼健康な人と比べたときの発症率＊

- ●全がん……1.2倍
- ●肝臓がん……2.5倍
- ●子宮体がん……2.1倍
- ●すい臓がん……1.82倍
- ●大腸がん……1.3倍
- ●膀胱がん……1.24倍
- ●乳がん……1.2倍

＊「糖尿病と癌に関する委員会報告」『糖尿病』56巻、2013年より。日本糖尿病学会と日本癌学会合同による、国内外の報告をまとめたデータより一部引用

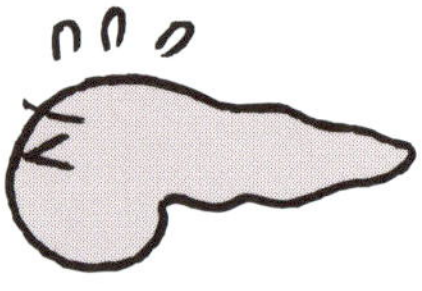

インスリン抵抗性などで、がんが誘発されると考えられる。ただし、インスリン注射薬は、がんのリスクを増やさない

糖尿病患者さんの死因第一位はがん

糖尿病には心筋梗塞や脳梗塞、腎不全といった、命にかかわるような怖い合併症があることから、これらが死因になると思っている人も多いでしょう。

ところが、糖尿病の患者さんの死因第一位は「がん」です。糖尿病のある人は、そうでない人よりもがんになりやすいのです。そのため、糖尿病のある人は治療を続けながら、定期的にがんの検査も受ける必要があります。

血糖コントロールが悪化した原因が、がんということも少なくありません。いつもと変わりなく食事や薬で治療をしているのに、血糖値が下がらず安定しないというときは、がんを疑って検査を受けてみてもよいでしょう。

定期的な検診を欠かさずに受けよう

がんは年齢が上がるほど増えるので、高齢者ほど要注意です。子宮体がんや乳がんのように、性別が関係するものもあります。年齢や性別に応じて、定期的に検査を受けましょう。

気づくには！

がん検診を受けよう

がんは、初期症状がないものが多い。血縁のある人にがん患者がいる人は、特に注意が必要。定期的にがん検診を受けて

部位	特に受けた方がよい人	回数
胃	50歳以上	1年に1回
子宮頸部《けいぶ》	20歳以上	2年に1回
乳房	40歳以上	2年に1回
肺	40歳以上	1年に1回
大腸	40歳以上で異常なし	3年に1回
	ポリープのある人	1年に1回

このほか、特に肝炎のある人は肝臓がんの、肥満傾向の人や閉経した50歳以上の人は子宮体がんのリスクが高いので、適宜検診を受けよう

糖尿病の治療法はがんの予防法でもある

糖尿病の治療は、食事療法や運動療法、減量、禁煙や節酒、生活習慣の改善など。実はこれらは、がんのリスクを下げることにもつながります。がんの予防のためにも続けましょう。

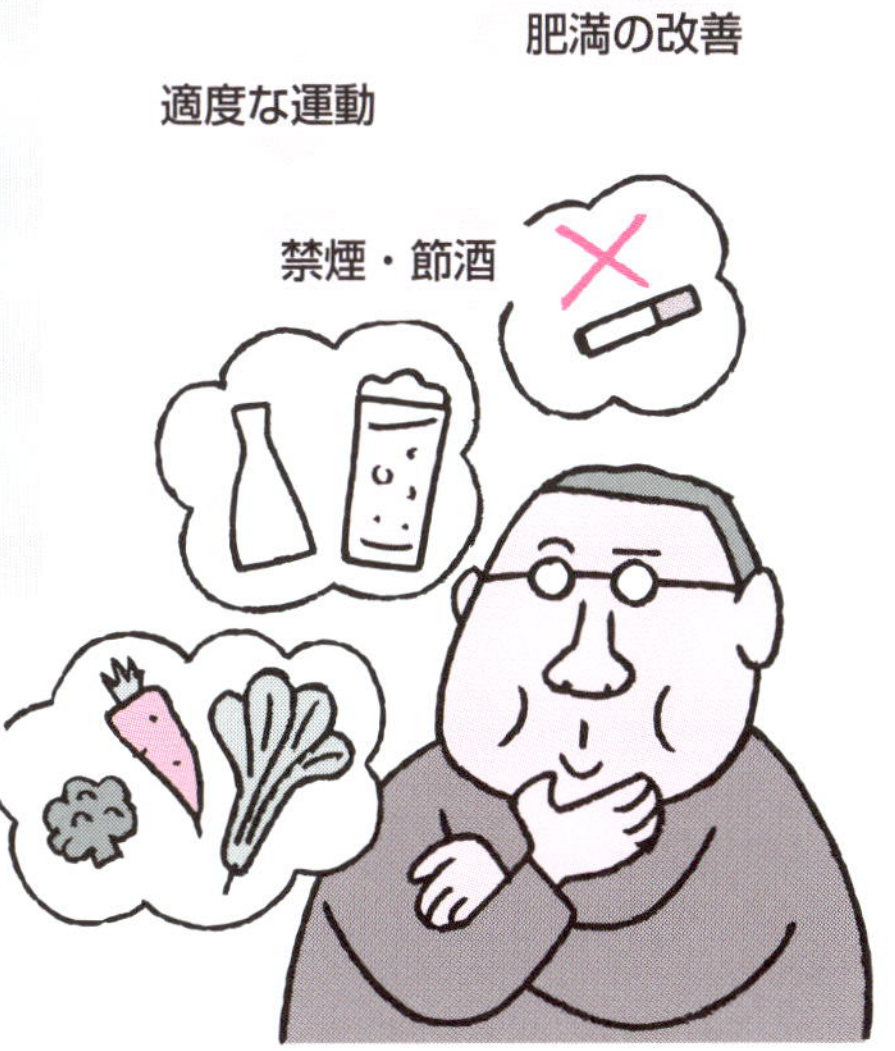
肥満の改善
適度な運動
禁煙・節酒
規則正しく
栄養バランスの
よい食事

COLUMN

血糖値を日常的に自分で測ってみよう

血糖値の自己測定をもっと身近にしよう

家庭用の血圧測定器が普及したおかげで、自分で朝晩の血圧を測ってコントロールに役立てている人が増えています。一方、血糖値に関しては、家庭で自己測定する人はまだまだ少ないようです。

原因は、血圧計と違って血糖自己測定器は、試験紙が必要なために毎回費用がかかることと、指先を針で刺して採血するため、多少の苦痛を伴うことです。

しかし、こうしたデメリットを上回るメリットがあります。

糖尿病を治療するうえで、自分の血糖値が今どれくらいかを把握するのは、とても重要です。特に、血糖スパイクの心配があるメタボタイプの人や予備群の人は、定期的に自分でも測ることで、血糖コントロールもうまくいきます。

二〇一六年に、採血不要の血糖自己測定器が登場しました。腕につけたセンサーが自動で血糖値[*1]を測定し、自分が知りたいときにいつでも血糖値を知ることができるようになりました。

血糖自己測定器を利用したい人は、主治医に相談してください[*2]。

空腹時と食後の血糖値を比較する

月1〜2回程度食後に測って、高血糖の有無を確かめる

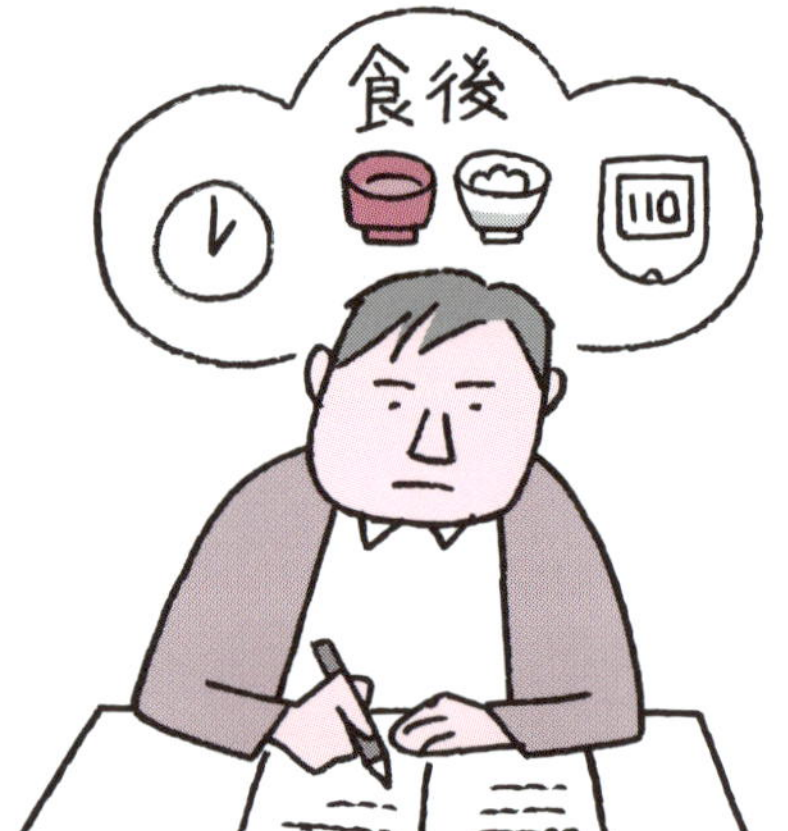

食後２時間に測るのがベスト。１回だけでなく定期的に測るとよい。測定した時間やタイミングも記録し、受診時に主治医に見せて

*1　正確には、「間質液」に含まれるブドウ糖を測定した値。間質液は、細胞と細胞のあいだを満たす体液で、血液中とほぼ同じ濃度のブドウ糖を含む

*2　従来の血糖自己測定器は、インスリン注射をしている場合などに保険適用可。適用外は全額自費で購入となる。2016年に出た機器は糖尿病専門医に相談を

3

今すぐできること

予備群の段階から、合併症が進み始める人もいます。
合併症を防ぐために、すぐに血糖値の
コントロールを始めましょう。
今できるセルフケアで、
糖尿病や合併症の悪化を食い止めます。

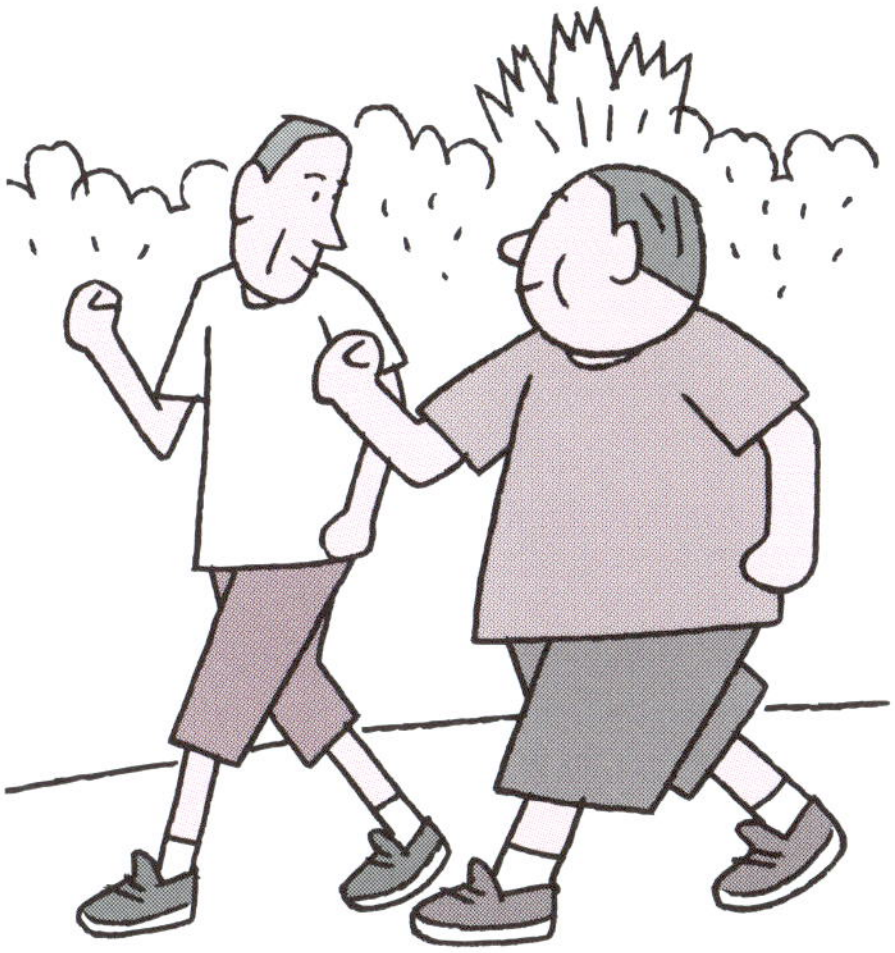

これだけは知っておこう

コントロールの目標になる検査値

合併症の発症や進行を抑えるには、血糖値をはじめ、血圧、体重、血中脂質のコントロールが必要です。そのために、食事・運動・薬の三本柱で治療をおこないます。まずは、具体的な目標値を知っておきましょう。

糖尿病を治療する目的

糖尿病の治療は、食事療法・運動療法・薬物療法の3つが基本です。ただ、自分のタイプやドミノの自分の位置によって、どの治療を中心に進めるかは個人差があります（56ページ参照）。

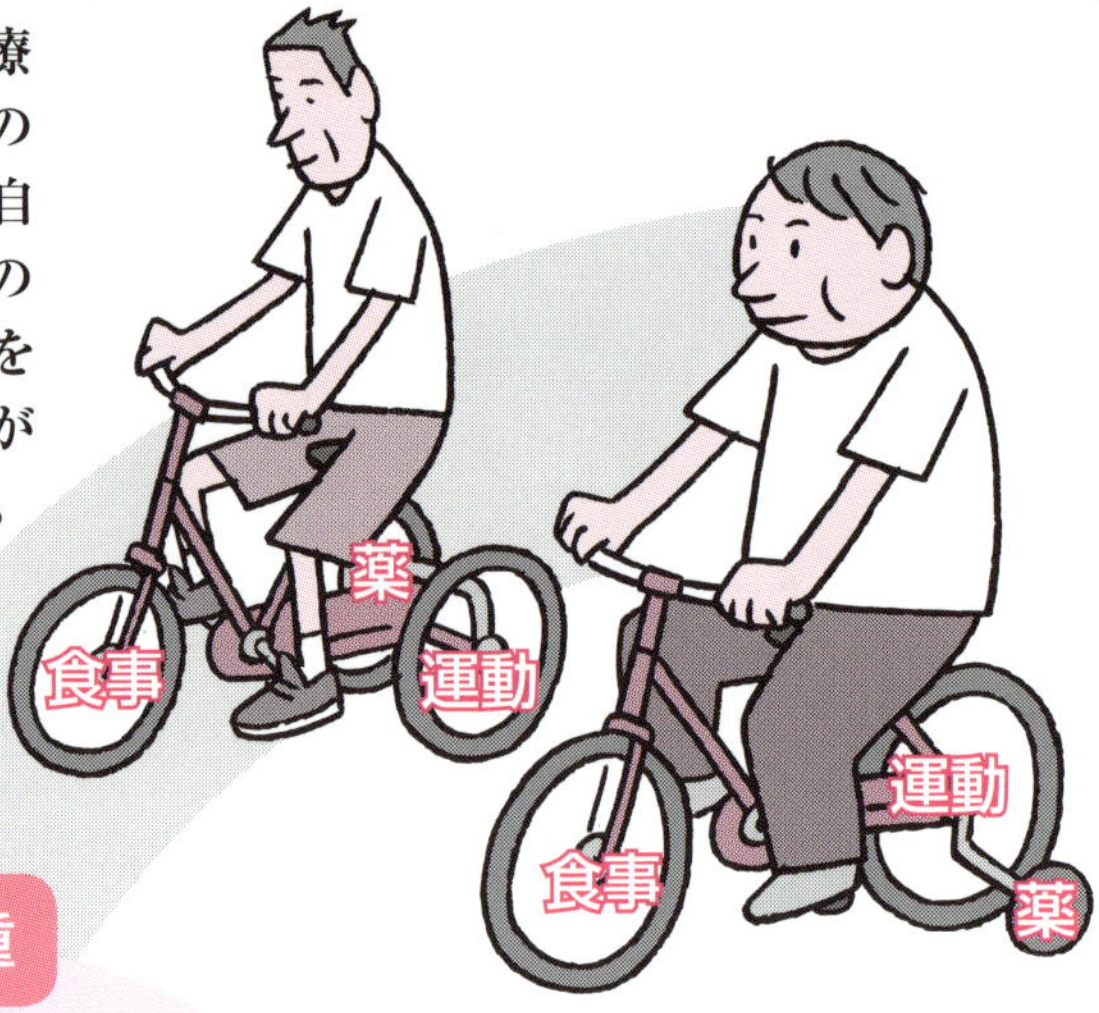

血糖値、血圧、体重、血中脂質の４つの数値が重要。それぞれの目標値（左ページ参照）に近づけるようにコントロールする

血糖値　体重

良好なコントロールを保つ

血圧　血中脂質

合併症の発生・進行を防ぐのが目標

糖尿病治療の第一の目標は、合併症の発症や進行を防ぐこと。健康な人と変わりないQOL（生活の質）や寿命を確保するには、合併症対策が何よりも重要

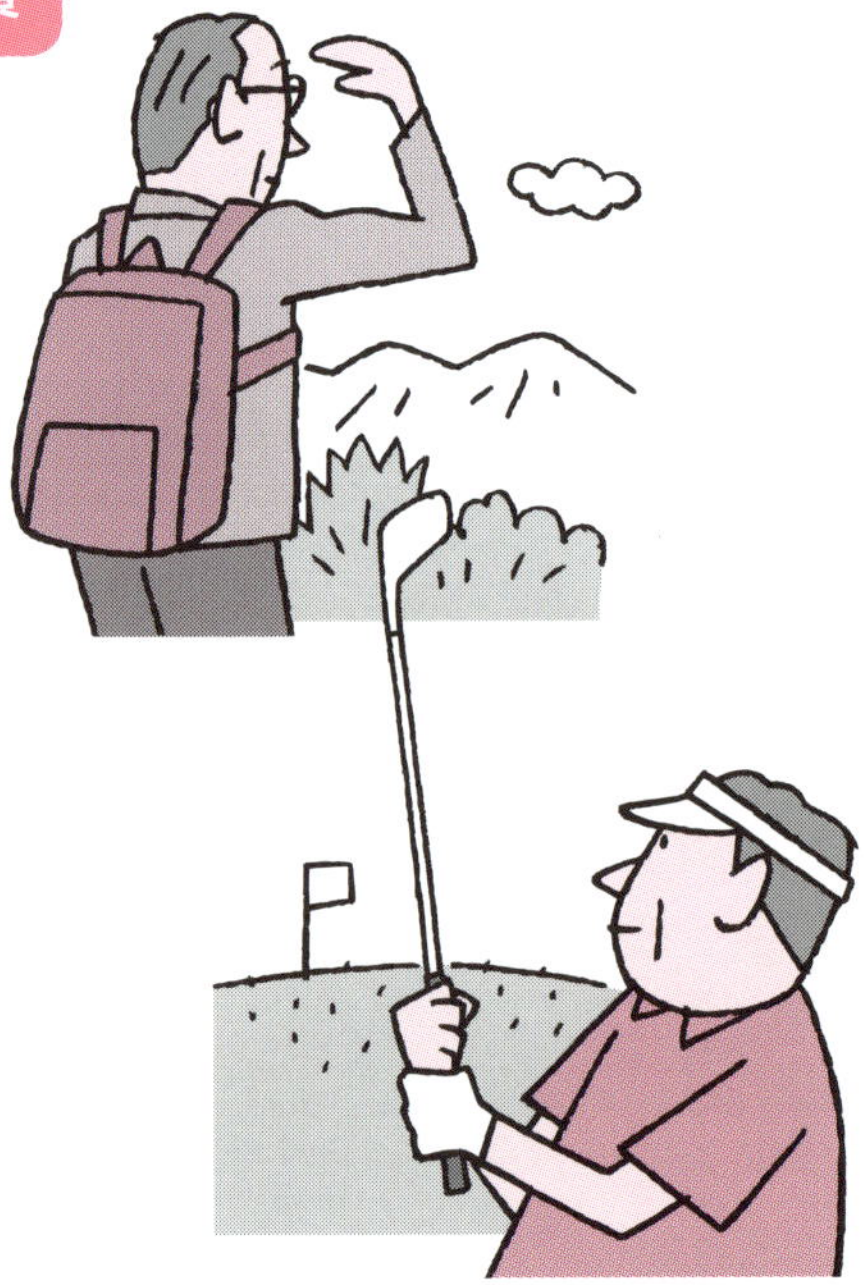

4つの検査値の目標

血糖値、血圧、体重、血中脂質の目標値をしっかり見据えます。具体的な目標を掲げると、継続してコントロールしやすくなります。

血糖値　HbA1cが目安になる

血糖コントロールの指標にはHbA1cを用いる。HbA1cは過去1～2ヵ月間の平均血糖値を反映し、検査当日の食事や体調の影響を受けにくく、目安とするのに最適

▼目標値　成人の場合。妊娠している人は除く。高齢者は、低血糖の危険性が高いので、認知機能などに応じて目標を設定する

血糖値の正常化を目指すとき[*1]	合併症を防ぐとき	治療の強化が難しいとき[*3]
6.0%未満	7.0%未満[*2]	8.0%未満

*1　適切な食事と運動だけで達成できる場合や、薬を使っても低血糖などの副作用がなく達成できる場合の目標
*2　7.0%に対応する血糖値は、空腹時130mg/dL未満、食後2時間値180mg/dL未満がおおよその目安
*3　低血糖などの副作用や、その他の理由で治療を強めることが難しい場合の目標

血中脂質　脂質異常を治す

血中脂質の異常は、動脈硬化を進行させる。特に中性脂肪が高い人は要注意。食事や運動に加え、人によっては薬も必要

▼目標値　( )は狭心症・心筋梗塞の経験がある人

LDLコレステロール	HDLコレステロール	中性脂肪	non-HDLコレステロール[*4]
120(100)mg/dL未満	40mg/dL以上	150mg/dL未満	150(130)mg/dL未満

*4　総コレステロール値からHDLコレステロール値を引いた値

目標値は、日本糖尿病学会・編著『糖尿病治療ガイド2016-2017』文光堂、2016年による

体重　標準体重を目指す

肥満や体重増加は、糖尿病を増悪させる。標準体重であるBMI22を目標に減量する

▼目標値

標準体重(kg)＝身長(m)×身長(m)×22
(例) 身長160cmの人
1.6×1.6×22=56.32
標準体重は56.32kg

血圧

家で測ったときに目標値以内を目指す

糖尿病のある人は、高血圧を伴うと動脈硬化や腎症が悪化しやすくなるため、血圧管理は特に大事。家で測ったとき、目標値になるようにコントロールする

▼目標値

- 収縮期(最大)血圧……130mmHg未満
- 拡張期(最低)血圧……80mmHg未満

カスタマイズ治療

タイプとドミノを意識すると効果的

糖尿病の治療では食事・運動・薬が基本で、タイプやドミノの位置によって重要度が異なります。自分に最も必要で、適した方法を知っておくと、より効果的に治療できます。

タイプは？

メタボタイプとやせタイプでは、糖尿病の原因が異なる。そのため、治療でがんばるべきポイントが違う

タイプやドミノで治療を変える

血糖コントロールは、自分のタイプに合わせておこなうと効果的です。ドミノで自分が今どの位置にいるかを知り、次に起こりうる病気を知りましょう。次の病気をくい止めるために、必要な治療を続けます。

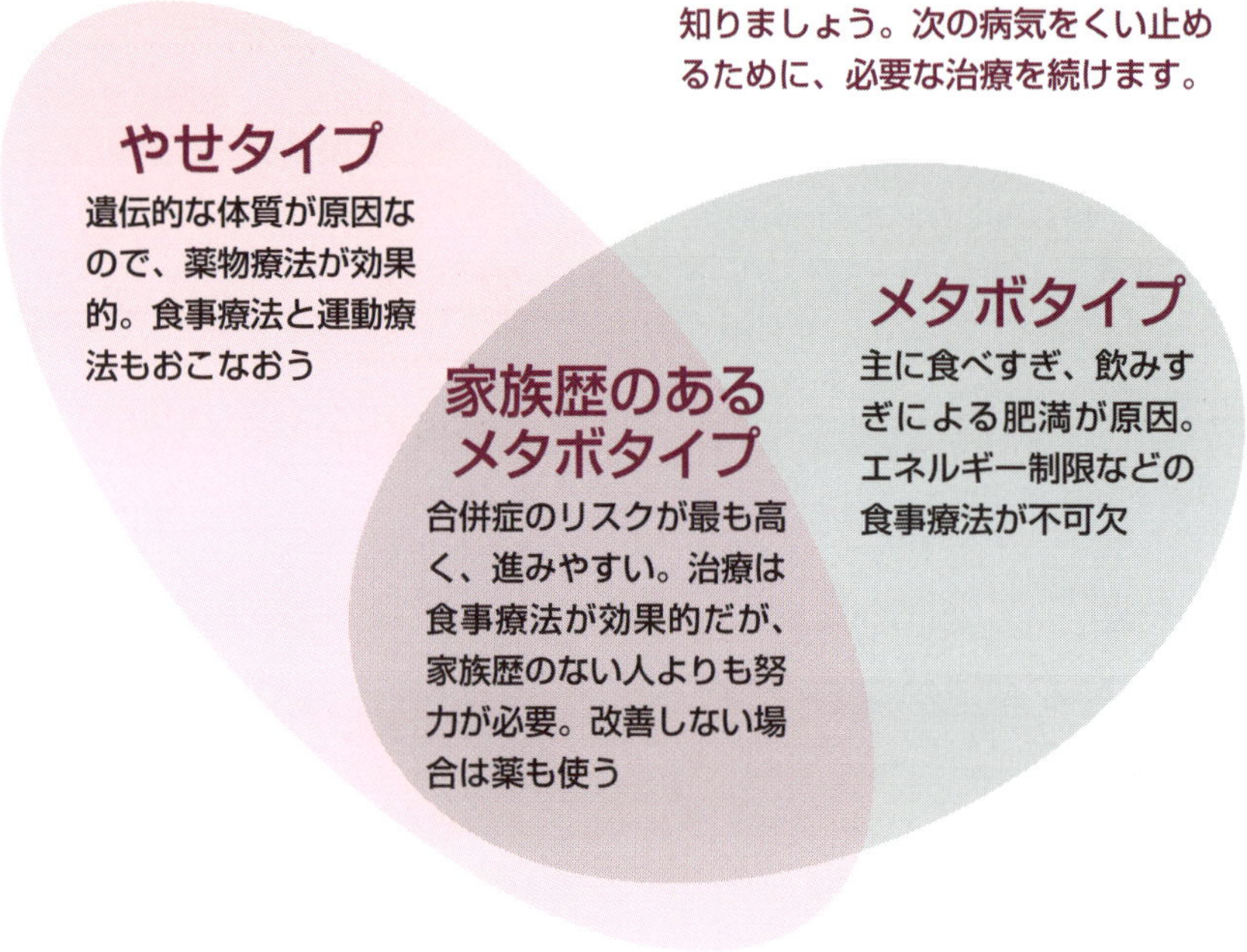
やせタイプ
遺伝的な体質が原因なので、薬物療法が効果的。食事療法と運動療法もおこなおう
家族歴のあるメタボタイプ
合併症のリスクが最も高く、進みやすい。治療は食事療法が効果的だが、家族歴のない人よりも努力が必要。改善しない場合は薬も使う
メタボタイプ
主に食べすぎ、飲みすぎによる肥満が原因。エネルギー制限などの食事療法が不可欠

治療の「がんばりどころ」をカスタマイズしよう

これまでの血糖コントロールといえば、「食事療法と運動療法を基本に、必要なら薬物療法」という考え方でした。

近年、効果的に血糖コントロールをおこなうには、自分のタイプやドミノのどの位置にいるかで「がんばりどころ」が違うことがわかってきました。食事療法が最も有効なタイプもあれば、薬物療法が効果的なタイプもあります。このように、自分に適した「カスタマイズ治療」を実践するのです。

主治医選びも大切です。できれば糖尿病専門医だと目や神経、腎臓など全身におよぶ合併症にくわしいため、安心して相談できます。

ドミノは?

今、自分がドミノのどの位置にいるかで、治療のどこに重点を置くかがわかる。ドミノは大きく３つに分けて考える

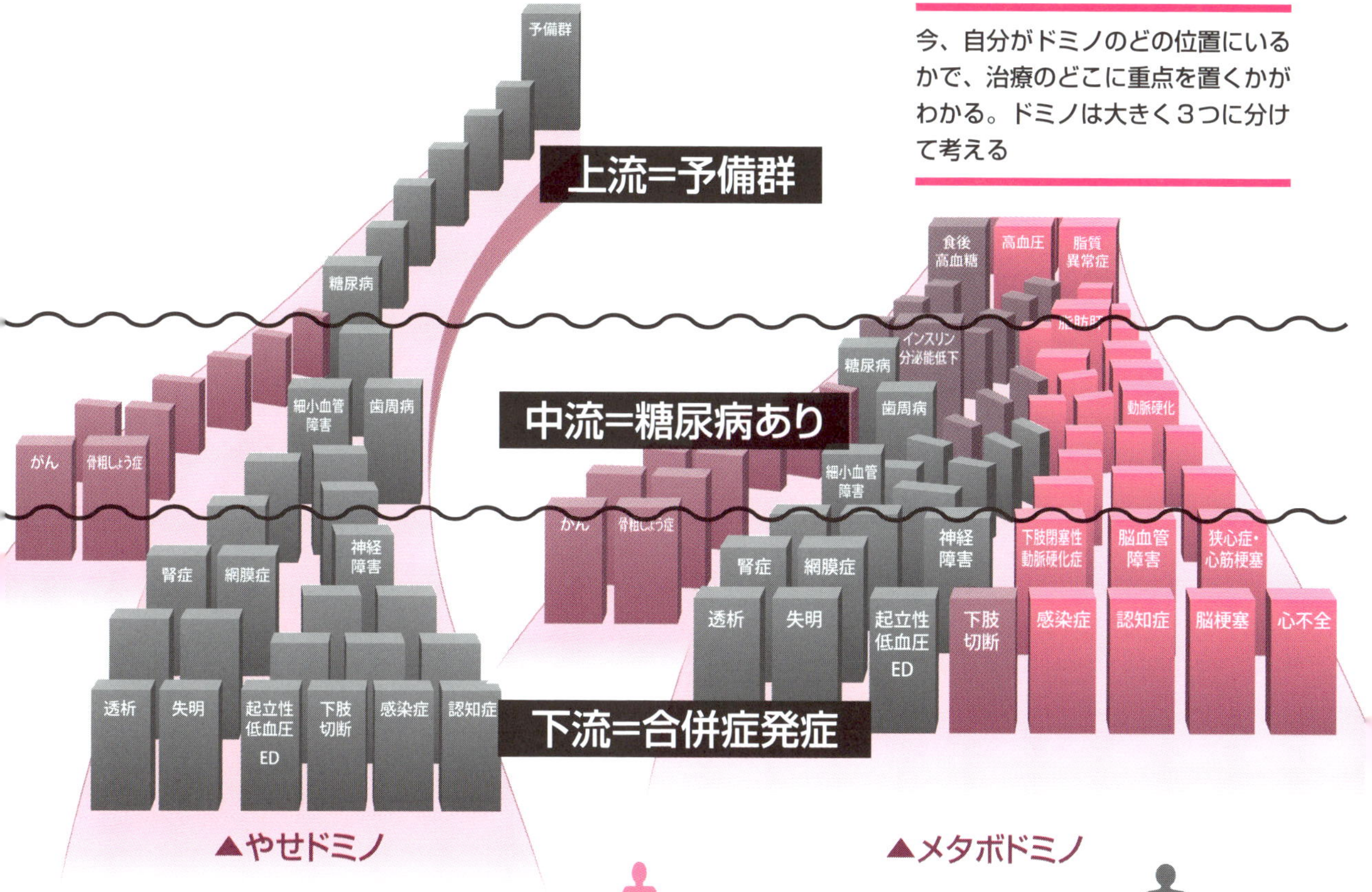
予備群
上流=予備群
糖尿病
がん
骨粗しょう症
細小血管
障害
歯周病
中流=糖尿病あり
神経
障害
腎症
網膜症
透析
失明
起立性
低血圧
ED
下肢
切断
感染症
認知症
下流=合併症発症
食後
高血糖
高血圧
脂質
異常症
インスリン
分泌能低下
糖尿病
歯周病
動脈硬化
細小血管
障害
がん
骨粗しょう症
神経
障害
下肢閉塞性
動脈硬化症
脳血管
障害
狭心症・
心筋梗塞
腎症
網膜症
透析
失明
起立性
低血圧
ED
下肢
切断
感染症
認知症
脳梗塞
心不全
▲やせドミノ
▲メタボドミノ

	やせタイプ	メタボタイプ
上流	生活習慣を見直し、糖尿病の検査を定期的に受けて血糖値をチェック	予備群のうちから生活習慣の改善を真剣におこなう。食後に血糖値を測る習慣をつけるとベスト　→58ページ参照
中流	食事や運動の見直しをしつつ、早めに薬を使い始める　→60ページ参照	やせるには運動だけではダメ。食事療法をより厳しくしよう　→58ページ参照
下流	どちらのタイプも合併症を発症したら、より厳しく治療する。合併症の進行を抑えるには血糖値、血圧、体重、血中脂質のコントロールが必須　→各合併症の治療は第４章へ	

メタボタイプの場合

食事を改善してやせるだけで高血糖が治る人も

メタボタイプは肥満のある人や内臓脂肪のたまっている人が多く、食事療法が最も大事な治療法です。食事を改善してやせるだけで、血糖値が下がる人も少なくありません。

エネルギーや糖質を減らそう

現在、食事療法には、エネルギーを制限する方法と糖質を制限する方法があります。早食いやドカ食い、間食、夜食を止めるといった食習慣の改善もおこないましょう。

エネルギー制限

全体量を減らし、栄養バランスを整える

食事の摂取エネルギーを、標準体重をもとにした量にする。栄養は、過不足のないように、バランスを整える

肥満のもとになった食事を見直そう

メタボタイプの場合、糖尿病の原因は、食べすぎや飲みすぎといった食生活にあります。血糖値を下げるには、食事を改善することが最優先です。

「食べすぎても運動すればいいのでは？」と思うかもしれませんが、

▼エネルギー摂取量の目安
（肥満がある人）

標準体重×20〜25kcal
（例）身長160cmでデスクワークの場合
56.32×25=1408
1日の摂取エネルギーは 1408kcal

摂取エネルギーは、活動量によっても違う。肥満の人は、この目安をもとに、まず3％体重を減らす

▼栄養バランスの目安

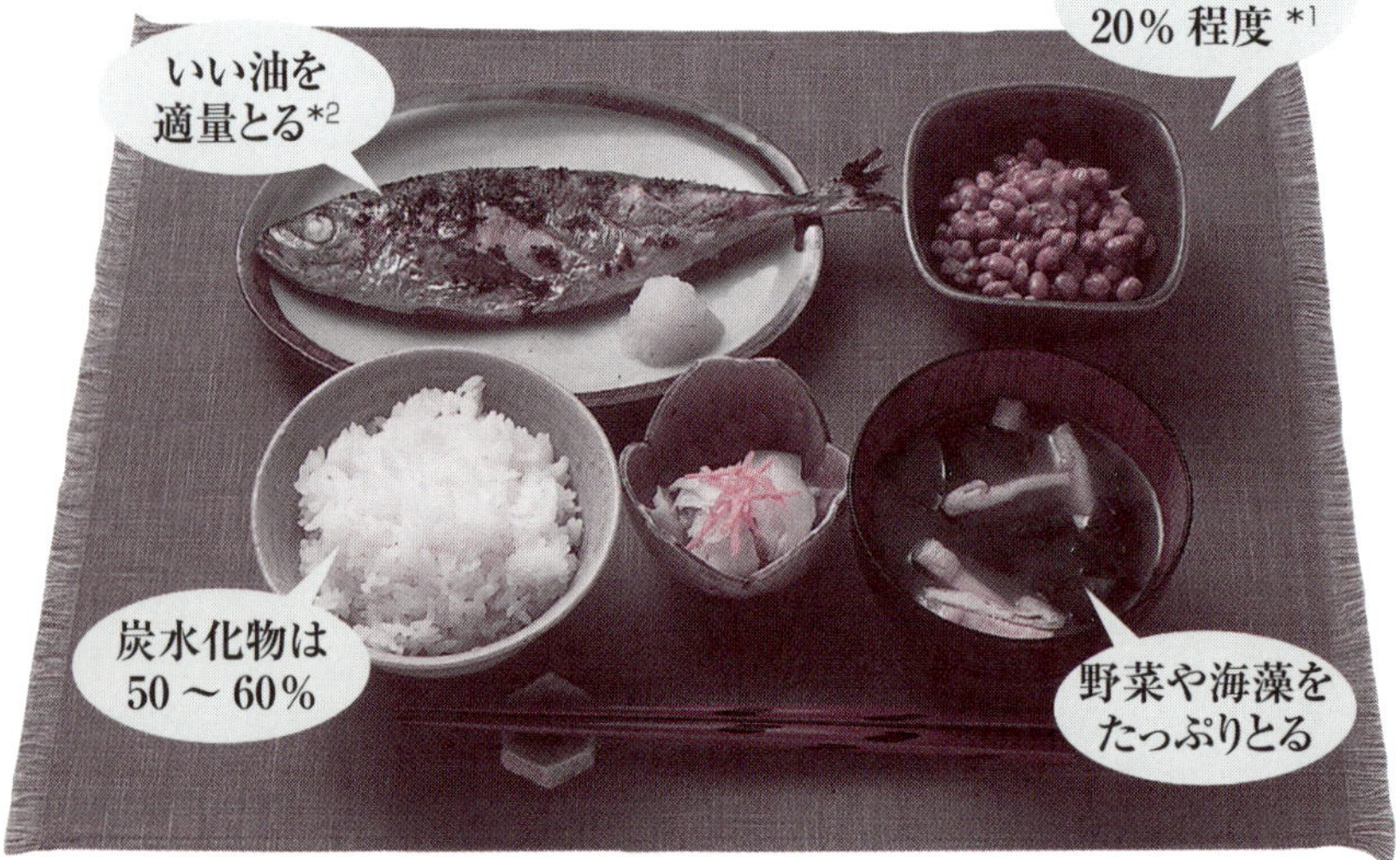
たんぱく質は20％程度 *1
いい油を適量とる*2
炭水化物は50〜60％
野菜や海藻をたっぷりとる

*1　腎症がある場合は85ページ参照　*2　いい油は、ω（オメガ）-3脂肪酸（青魚やエゴマ油など）。逆に飽和脂肪酸（バターや脂身の多い肉など）やω-6脂肪酸（サラダ油など）は控える

食事を改善せずに、運動だけでやせることは難しいでしょう。

食事療法で体重を減らすことが、血糖値を下げるいちばんの近道です。実際、適正な体重までやせただけで血糖値が下がり、糖尿病が治る人もいます。

やせても改善されないときは、薬が必要です（六一ページ参照）。

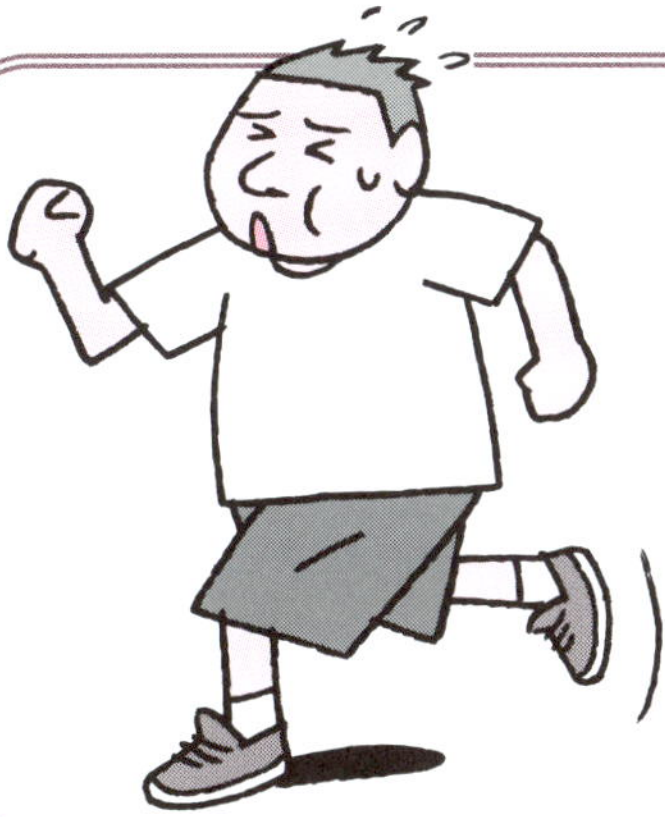

運動だけでやせるのは難しい

運動にも減量の効果がありますが、運動だけでやせるのは困難です。運動の消費エネルギーは少なく、かなりハードな運動をしないとやせられません。やせるには、食事療法は欠かせないのです。

糖質制限

主食や甘いものを抜く

「糖質」という血糖値を上げる栄養素を制限する方法。糖質とは、炭水化物から食物繊維を抜いたもの。エネルギーの計算や制限、脂質やたんぱく質の制限はない

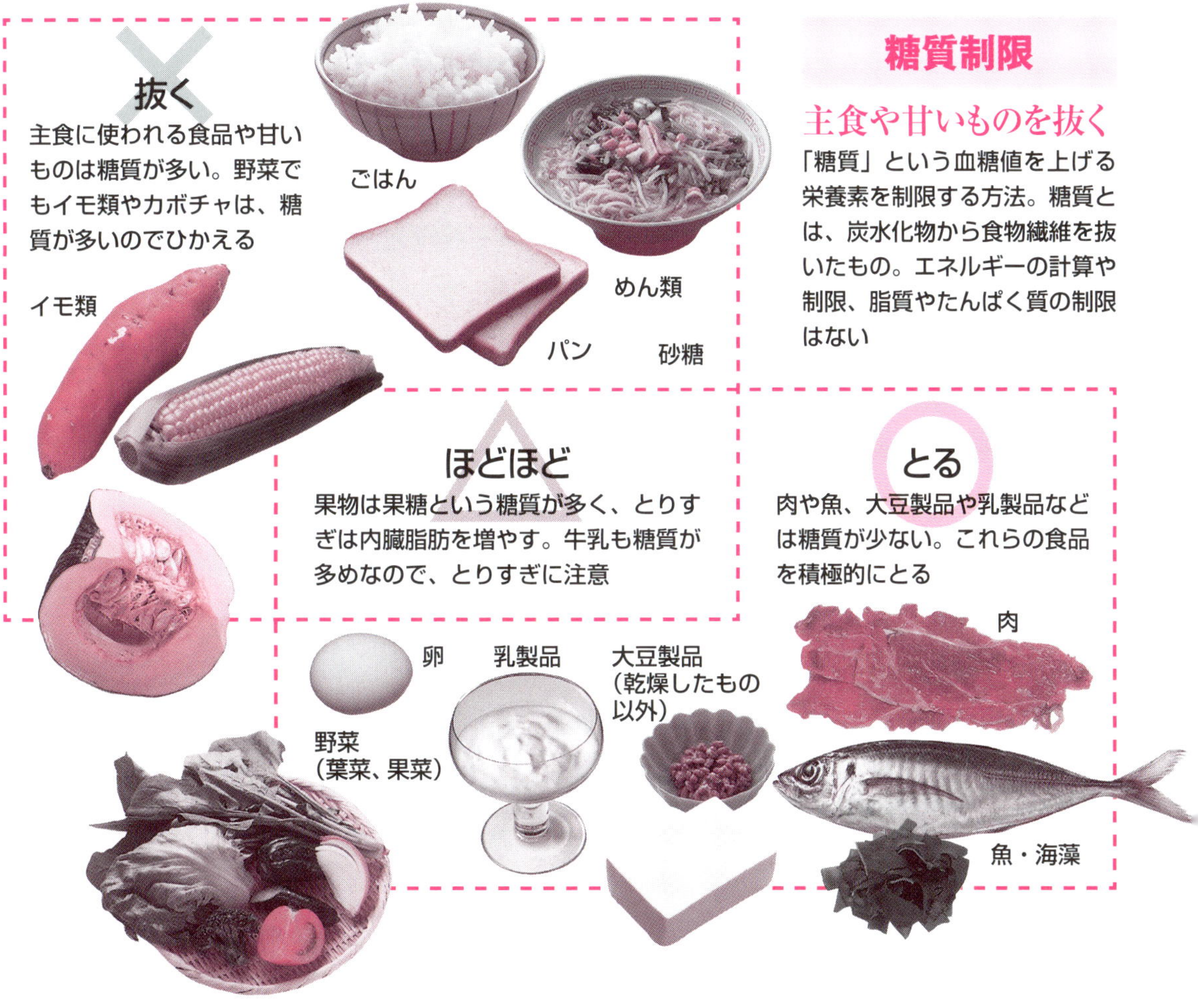
抜く
主食に使われる食品や甘いものは糖質が多い。野菜でもイモ類やカボチャは、糖質が多いのでひかえる
ごはん
めん類
パン
砂糖
イモ類
ほどほど
果物は果糖という糖質が多く、とりすぎは内臓脂肪を増やす。牛乳も糖質が多めなので、とりすぎに注意
とる
肉や魚、大豆製品や乳製品などは糖質が少ない。これらの食品を積極的にとる
肉
卵
乳製品
大豆製品
（乾燥したもの以外）
野菜
（葉菜、果菜）
魚・海藻

やせタイプの場合

いずれは薬が必要と理解し、怖がらずに使おう

やせタイプの治療は、薬物療法が中心になります。原因は体質的なことにあるので、食事や運動だけでは血糖値を下げるのが難しいのです。いずれ薬が必要になることを知っておきましょう。

インスリン分泌能の低下は薬で補う必要がある

やせタイプの人は、遺伝的な影響でインスリンを分泌する能力が低いため、血糖値が高くなります。

インスリンを分泌する力は、生活習慣の改善だけではなかなかよくなりません。インスリンの不足分を補うには、どうしても薬が必要になってくるのです。やせタイプの人は、いずれ薬物療法に踏み切るだろうと、覚悟をしておきましょう。

食事療法は、太らないように、食べすぎず、規則正しい食習慣を心がければよいでしょう。運動療法は血糖コントロールに効果的なので、体調にあわせておこないます（六二ページ参照）。

適した薬を早めに使う

近年、糖尿病の治療薬は大きく進歩し、効果的な薬がつぎつぎと現れています。生活習慣を改善しても血糖コントロールが難しくなってきたら、早めに薬を使うほうが安心です。

まだ使っていない人

いずれ必要と覚悟しておく

今はまだ薬を使っていなくても、いずれ必要になることが多いです。メタボタイプよりも、早めに使い始めるでしょう。医師から薬をすすめられたら、よく説明を聞き納得したうえで、使い始めましょう。

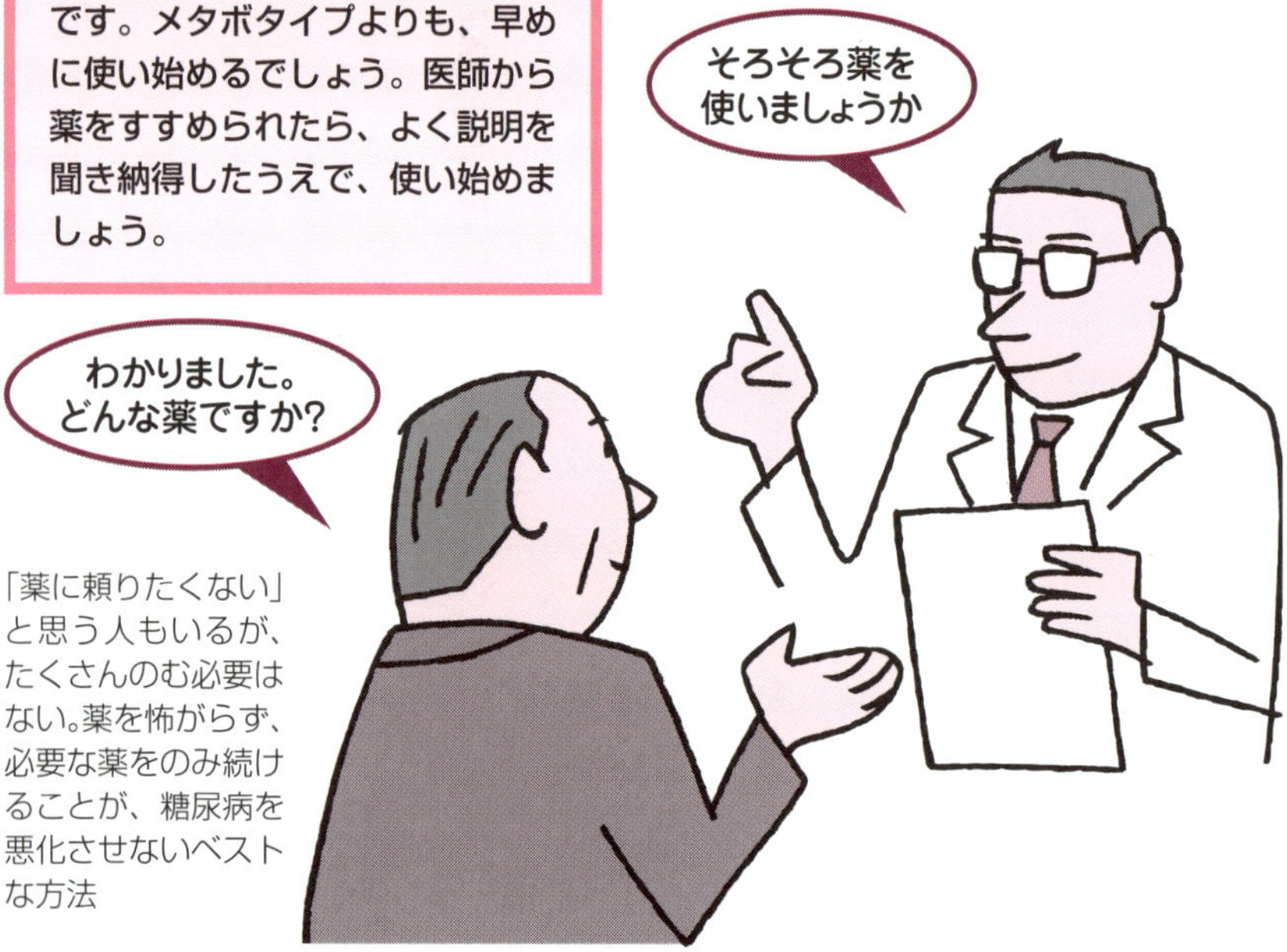
そろそろ薬を使いましょうか
わかりました。どんな薬ですか?

「薬に頼りたくない」と思う人もいるが、たくさんのむ必要はない。薬を怖がらず、必要な薬をのみ続けることが、糖尿病を悪化させないベストな方法

使うことになった人

薬の効果を理解する

糖尿病の治療には、のみ薬と注射薬があります。まずはのみ薬を使います。血糖値を下げる薬には、3つの種類があります。

やせタイプが最初に使うことが多いのはこの2つ

やせタイプの多くは、体質的にインスリンの分泌量が少ないために、血糖値が上がる。糖の吸収を抑制したり排泄を促したりする薬と、インスリンの分泌を促す薬が主に使われる

▼血糖値を下げるのみ薬

インスリン抵抗性を改善する	糖の吸収を抑え、排泄を調節する	インスリンの分泌をよくする
●ビグアナイド薬 ●チアゾリジン薬 肝臓の糖をつくる働きを抑えるほか、小腸の糖を吸収する働きを抑え、腸内細菌を整えて、筋肉や脂肪組織などのインスリンの効きをよくする。筋肉などで糖を使うことで、血糖値を下げる	●α《アルファ》-グルコシダーゼ阻害《そがい》薬 ●SGLT2阻害薬 α-グルコシダーゼ阻害薬は、小腸の糖の吸収を遅らせて、食後の高血糖を抑える。SGLT2阻害薬は、腎臓の糖の再吸収を抑え、尿といっしょに糖を排泄させて血糖値を下げる	●スルホニル尿素薬(SU薬) ●速効型インスリン分泌促進薬(グリニド薬) ●DPP-4阻害薬 SU薬とグリニド薬は、すい臓に作用してインスリンの分泌を促す。DPP-4阻害薬は、インスリンの分泌を促すホルモンの作用を強めて、インスリンの分泌をよくする

最もよく使われている薬で、メタボタイプに効果的

一般的に糖尿病の治療で最初に使われる薬で、メタボタイプに効果的。実は、インスリン抵抗性の改善作用だけではないので、やせタイプのようなインスリン抵抗性が強くない人にも効く

どうしても下がらない人

注射薬を使うこともある

のみ薬で血糖値が下がらないときは、インスリンなどの注射薬を使うこともあります。合併症の発症や進行を抑えるため、早めに注射に切り替える場合もあります。

セルフケア——運動

運動は万能の薬。体の状態に合わせよう

運動療法は、どちらのタイプも、必ず取り入れたい治療です。運動には血糖値や血圧、血中脂質を改善するだけでなく、合併症を防ぐ効果があるからです。無理をせず上手に取り入れていきましょう。

運動で悪影響がないか事前に確認

運動には、さまざまなメリットがあります。合併症の進行によっては、慎重におこなう必要があるので、運動を始める前に主治医に確認してください。

▼医師の指導が必要な人

- ●血糖コントロールが非常に悪い（血糖値250mg/dL以上など）
- ●網膜症が進行して眼底出血している
- ●腎不全、心臓病、骨や関節の病気、感染症、壊疽《えそ》がある
- ●自律神経障害が進んでいる

主治医の判断で、運動療法が禁止あるいは制限される可能性がある。運動を始める前に必ず相談を

予備群の人や合併症がない人は積極的に

血糖値が高めの予備群の人、糖尿病でも合併症がない人は、積極的に運動しよう。薬を使っている人は低血糖にならないように、食後１時間ごろに運動する習慣をつけるとよい

運動が制限されている人は医師の指導を受けて

合併症がある人や糖尿病が悪化している人は、運動の内容、強度、回数は主治医の指示を守ろう。安静の指示がなければ、体力を保つためにもできるだけ体を動かして

ほかの治療を補ったり、効果を高めたりする

糖尿病では、食事や薬が治療の中心になります。しかし、それだけではカバーできない部分があるため、タイプにかかわらず糖尿病の人全員に運動療法が必要になってきます。

例えば、運動でインスリンの効きがよくなり、インスリン抵抗性が改善します。加齢による筋力の低下や、骨粗しょう症の予防にもつながります。高血圧や脂質異常症も改善されるため、動脈硬化による合併症の発生や進行を抑える効果も期待できます。

運動だけでやせるのは難しいのですが、ほかにもメリットがたくさんあるのです。

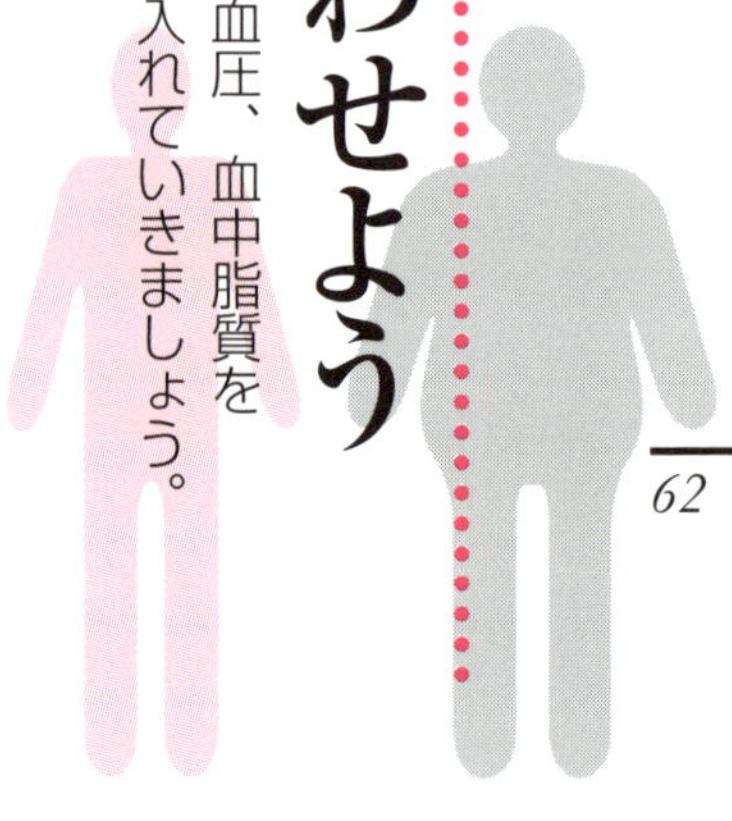

続けるコツは運動を楽しむこと

糖尿病の人には、きちんと呼吸をしながらおこなう「有酸素運動」がおすすめです。ウォーキングや軽めのジョギング、水泳などを楽しみながら、自分のペースでおこなうと長続きします。

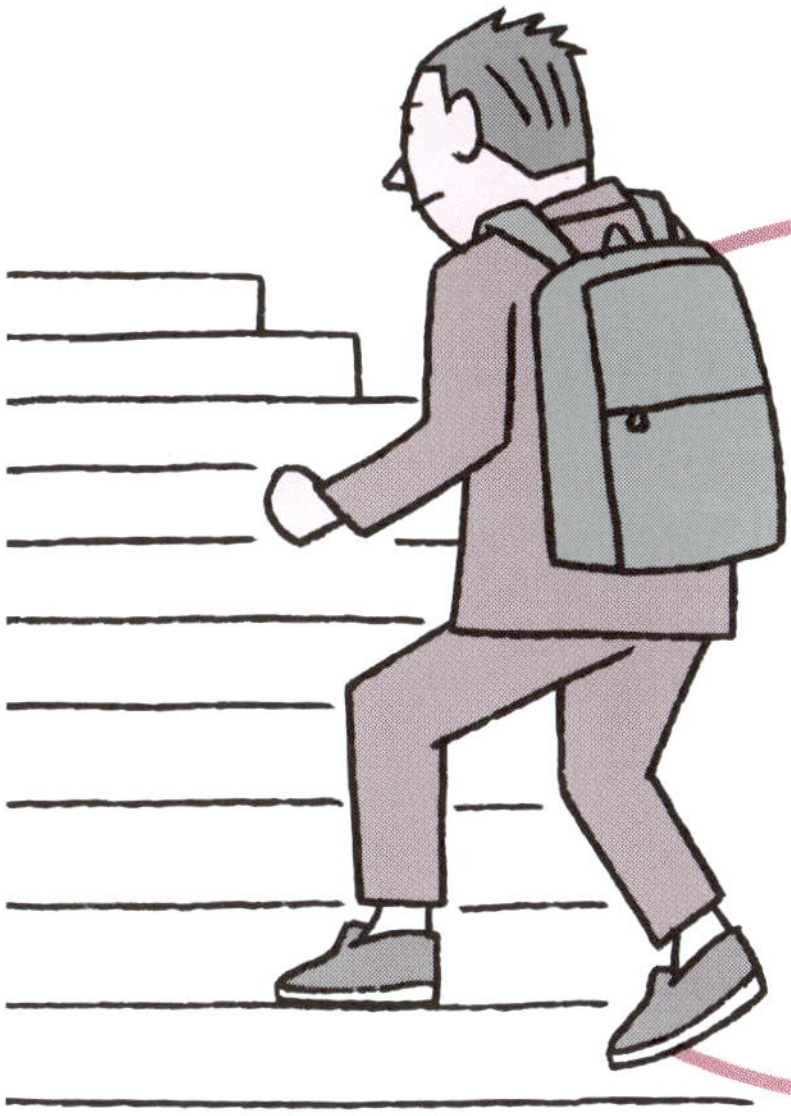

座りっぱなしではなく立つ、立つより歩く。ちょこまかと体を動かそう

生活のなかで少し多めに体を動かすように意識する

できるだけ体を動かす機会を増やす。エスカレーターやエレベーターをやめて階段を使う、1駅分歩く、テレビを見ながらストレッチや踏み台昇降をするなど、ちょっとした工夫をしよう

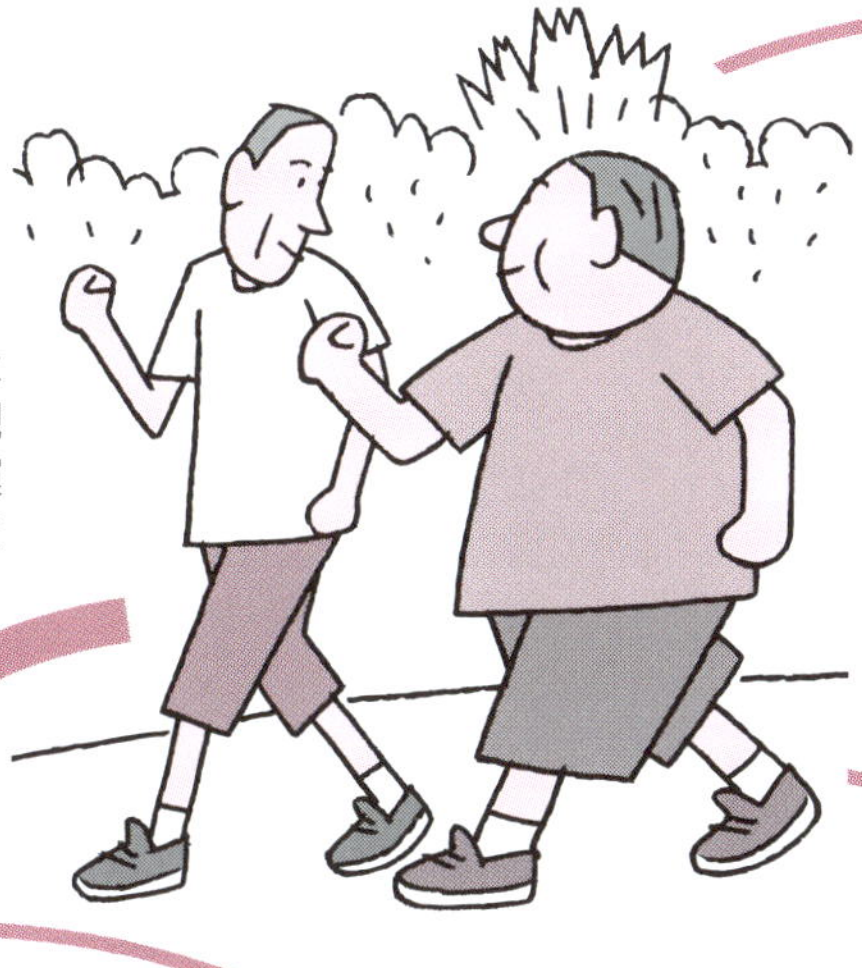

運動仲間をつくったり、コース中に花を観察するなど、楽しく運動できると三日坊主になりにくい

休日だけ、または週に2日は運動する

平日は忙しくて運動ができないときは、休日だけでも体を動かすようにする。週に2日は、運動をしたほうがよい。あまり少ないと運動の効果が得られない

できれば週に3日以上に増やしたり、筋トレを追加する

運動に慣れてきたら、週3日以上に増やす。筋肉を増やすとより運動効果が高まるので、スクワットや腹筋、腕立て伏せなどの筋力トレーニングを組み合わせるとよい

運動の量や強さの目安

- 1回20〜60分
- 会話ができる程度の強さで（楽〜ややきつい）

少なくとも20分以上おこないたい。ウォーキングなら楽しく会話ができるような強さで

セルフケア——口

オーラルケアで健康な口内フローラを保つ

歯周病は、糖尿病の人に非常に多くみられます。原因は細菌の感染です。糖尿病で抵抗力が弱く感染しやすくなるため、特にしっかりと予防する必要があります。

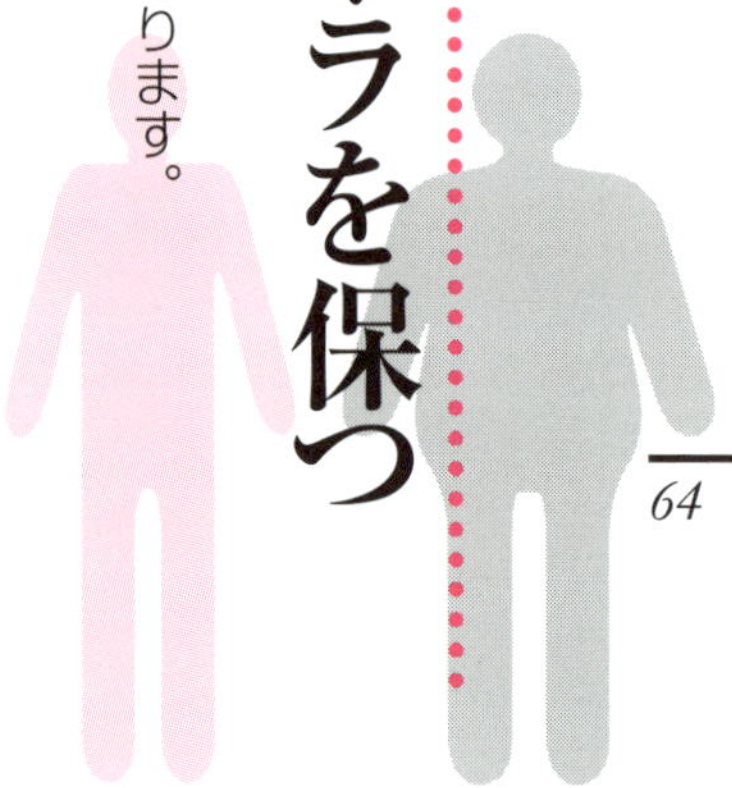

セルフケアとプロのケアで環境を整える

口内フローラを良好に保つには、セルフケアとプロのケアを組み合わせるのがベスト。セルフケアだけでは歯周病菌を完全に除去するのが難しいので、定期的に歯科でメンテナンスを受けましょう。

毎日

1日1回はすみずみまでみがく

毎食後に①をおこなうのが理想。最低でも1日1回、特に就寝前は、①～③のケアで歯間などの狭い部分もみがくと効果的

①ブラッシング

毎食後や就寝前に、ブラッシングをする（左ページ参照）。研磨剤が含まれている歯みがき粉は避ける。歯みがき粉がなくても、正しいブラッシングなら歯垢（汚れ）はとれる

②歯のあいだをみがく

歯ブラシでは歯間の歯垢が取れないので、デンタルフロスや歯間ブラシも利用する。歯ぐきを傷つけないように、正しい使い方を歯科で教えてもらおう

③洗口剤で口をゆすぐ

仕上げに、歯みがきのあと、洗口剤を使うと効果的。抗菌薬入りなど、歯周病対策に有効なものを選ぶ

＋

定期的

歯科健診を受け、正しい歯みがきを学ぶ

口にトラブルがなくても、定期的に歯科健診を受けて。健診では歯垢のつき具合を調べ、ブラッシング指導や歯垢・歯石の除去が受けられる

▼健診のタイミング

- ●歯周病の経験がない人……半年～1年に1回
- ●歯周病の治療が終わった人……3ヵ月に1回
- ●ときどき出血がある人……1ヵ月に1回

ほかにも、歯ぐきの腫れや出血、口臭などがあれば、すぐに歯科を受診して

正しいブラッシングで安全に効率よくみがく

ブラッシングは、歯垢をとるだけではありません。歯ぐきをマッサージすることで、血流を良くし、歯ぐき表面のバリア機能を高めます。正しい方法で、１回５分以上を目安に、ていねいにみがきます。

選び方　毛のやわらかいものを使う

歯ぐきを傷つけないように、毛がやわらかめのブラシを選ぶ。歯と歯ぐきのあいだの溝をケアするには、毛先が細いものが最適。ヘッドは大きすぎないほうがみがきやすい

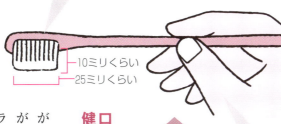

持ち方　ペンを持つように軽く

柄を手全体で握ると、力が入りすぎて歯ぐきを傷つけやすい。ペンを持つように軽く持つと余分な力が入らず、毛先を細かく動かしやすい

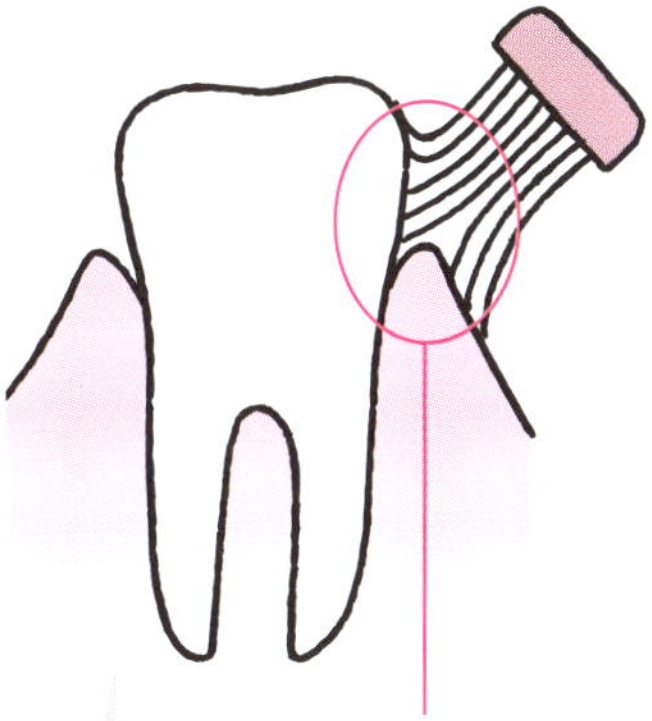

歯ブラシは斜めにして、毛先が歯と歯ぐきのあいだに入るイメージでみがく

みがき方

- 左右に小刻みに動かす
- １ヵ所を 10 回以上みがく
- 歯と歯ぐきに当たるようにみがく

歯を１～２本ずつみがくように、小さく歯ブラシを動かす。歯と歯ぐき両方に当たるように、歯ブラシの毛を斜めに当ててみがく

口内の健康は全身の健康につながっている

口の中には、腸内のように細菌がたくさんいて、善玉菌と悪玉菌がバランスをとって「口内フローラ（細菌叢《そう》、細菌の集団）」をつくっています。

糖尿病になると、免疫力が弱くなるため、悪玉菌が多くなって、口内フローラのバランスが崩れやすくなります。近年の研究で、口内フローラの悪い状態が、糖尿病の発症に影響を及ぼしているのではないかとの報告もあります。

口内フローラを良好に保つことは、歯周病だけでなく、糖尿病の治療にも役立ちます。口のセルフケアは、だれでも簡単に、今すぐできる対策です。糖尿病になった人もなりそうな人も、正しいケアを身につけましょう。

セルフケア――足

足を清潔にし、自分で見て触ってチェック

糖尿病の合併症で、足を切断したという話を聞いたことがある人もいるかもしれません。深刻な状態にならないようにするには、毎日自分で足をよく観察し、こまめにケアをすることが大切です。

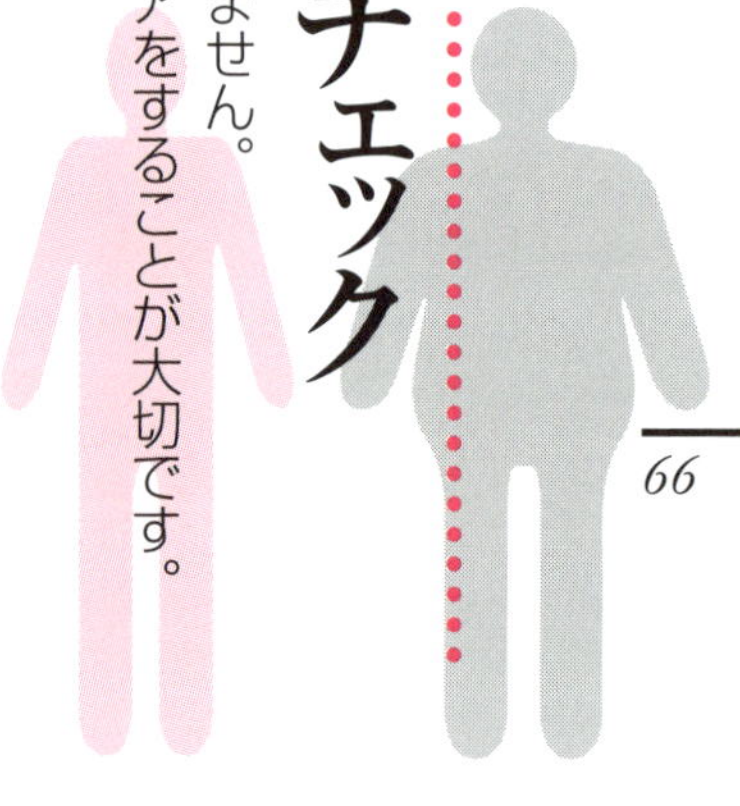

自分でフットケアをして足を守ろう

フットケアでは、足を清潔に保ち、傷や異変を見逃さないようにチェックします。靴ずれによる傷、まめ、たこができないように、靴選びにも気を配りましょう。

洗う

石けんを泡立てて、指のあいだもやさしく洗う

洗う前にぬるめのお湯で足湯をすると、汚れが落ちやすくなる。石けんを泡立てて、手かやわらかいスポンジなどでやさしくこすり洗いする。泡を流し、タオルでそっと押さえて水をふく

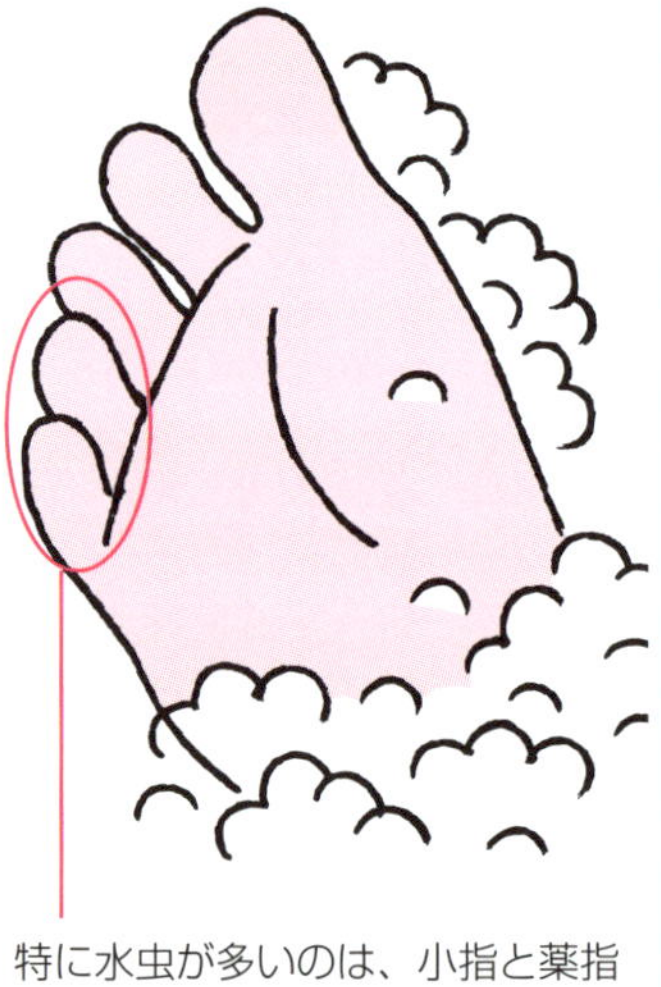

特に水虫が多いのは、小指と薬指のあいだ。きちんと洗おう。軽石やたわしは使わない

ケアする

保湿して、爪を正しく切る

かさつきや乾燥があるときは、保湿クリームを使う。爪の手入れは特に重要。深爪をしないようにカットし、皮膚を傷つけないようにやすりで角を整える。巻き爪などのトラブルは、セルフケアせず受診する

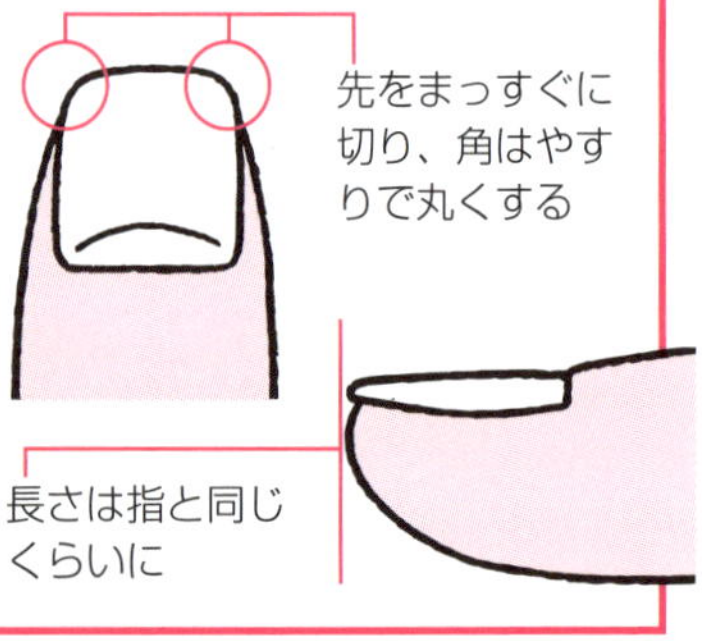

先をまっすぐに切り、角はやすりで丸くする
長さは指と同じくらいに

糖尿病があると足が傷つきやすくなる

糖尿病のある人は、神経障害によって足の感覚が鈍くなっています。傷や変形があっても痛みを感じにくく、状態を悪化させがちです。免疫力の低下や血流障害といった要因が重なると、「足病変」（九四ページ参照）に進む危険が

あります。

靴ずれやたこなどの小さな傷が、感染を起こして悪化し、手術が必要になることもあります。免疫力が低下して水虫を繰り返したり、歩けないほど悪化したりするケースも少なくありません。

足病変を防ぐには、毎日のフットケアが欠かせません。受診時に、医師や看護師に足をみてもらうことも大切です。

チェックする

足に変化がないか目で確認する

足に異常がないか、目で見て確認する。指のあいだや足の裏も忘れずにチェック。傷や変形、痛みなどがあるときは医療機関でみてもらう

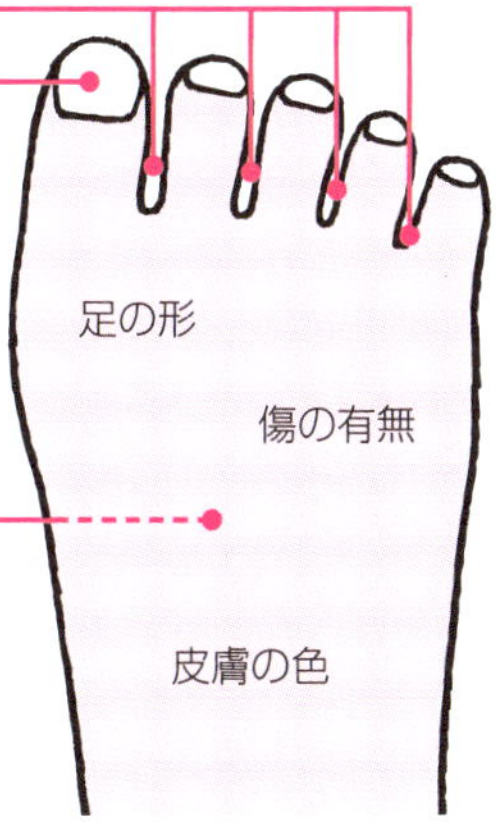
指のあいだ
爪の色や形
足の形
傷の有無
たこや
うおのめの
有無
皮膚の色

こうしたチェックポイントで、足病変を早く見つけよう

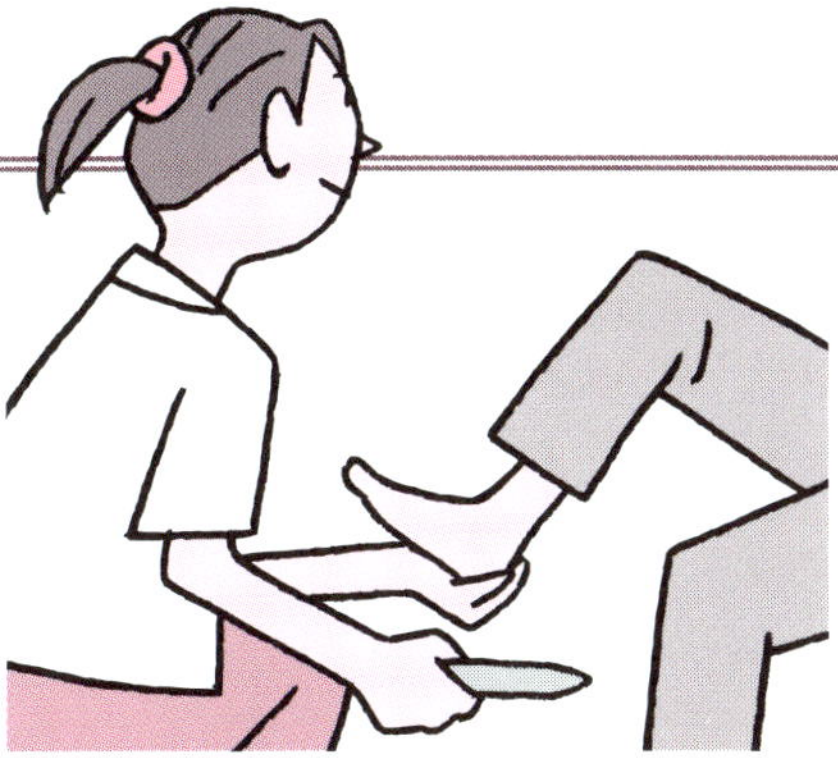

フットケア外来で正しいケアを学ぼう

「フットケア外来」を設ける医療機関もあります。看護師が、足の傷の手当てや正しい爪の切り方などの指導をしてくれます。人に足を見せるのを恥ずかしがる人もいますが、正しいフットケアを学ぶことは足病変を防ぐうえで大切です。

足に合った靴でトラブルを防ぐ

足に合わない靴は、靴ずれやたこ、まめのほか、足や爪の変形の原因になります。自分の足に合った靴を選び、トラブルを防ぎましょう。靴をはくときは、ケガを防ぐため、中に小石や砂が入っていないか確認する習慣をつけてください。

▼靴選びのポイント

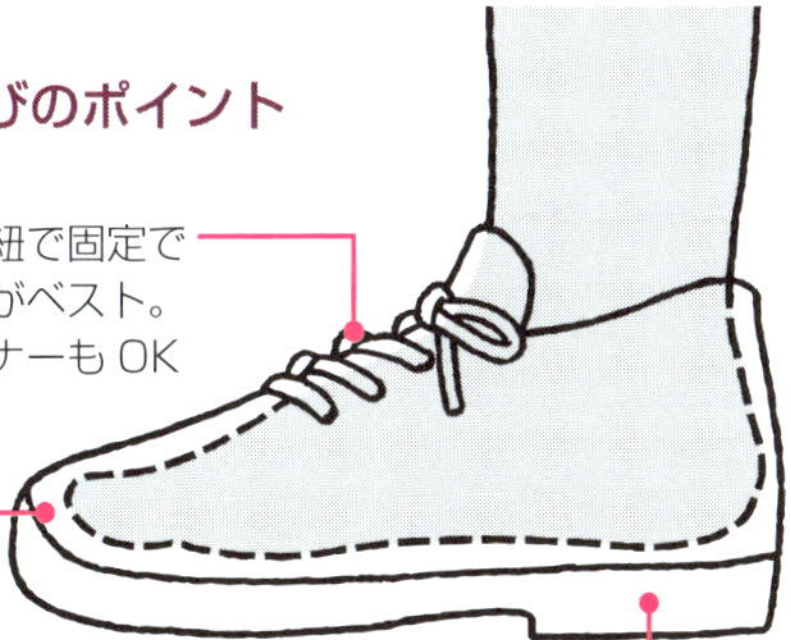
足の甲を紐で固定できるものがベスト。面ファスナーもOK
つま先に少し（1cm 程度）のすき間があり、靴の中で足の指が自由に動かせる
かかとや靴の裏がしっかりしている。5～10mmすり減ったら修理する

セルフケア——体重・血圧

毎日同じタイミングで測定し、グラフ化する

合併症の発症や進行を抑えるには、血圧と体重の管理が重要です。糖尿病の人は腎臓に障害が出やすいのですが、血圧が高いとさらに悪化しやすいからです。メタボタイプの人は体重測定が減量に役立ちます。

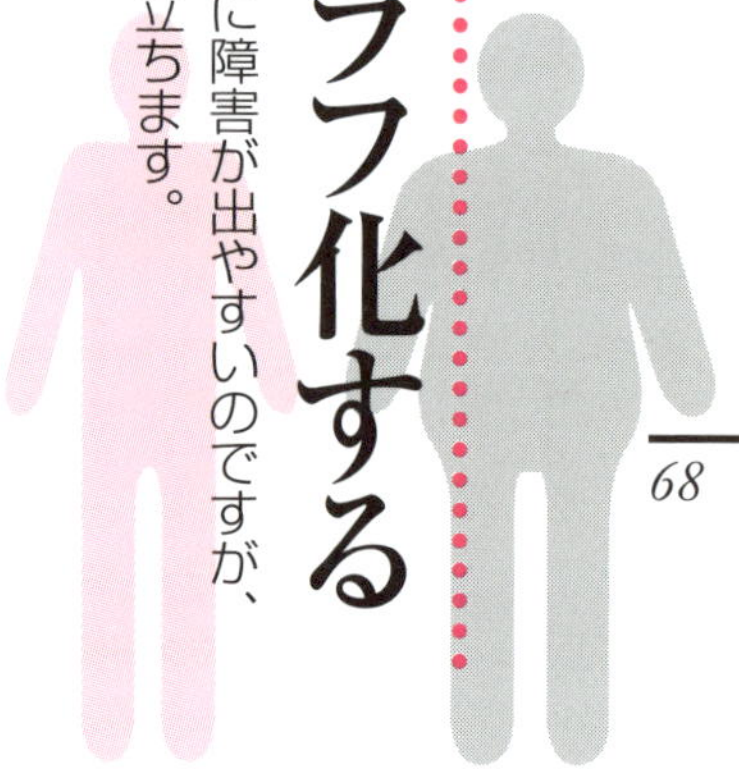

体重　1日1回、決まった時間に測定する

朝の起床時や夜の入浴前など、時間を決めて、衣類の重さなど同じ条件で測る

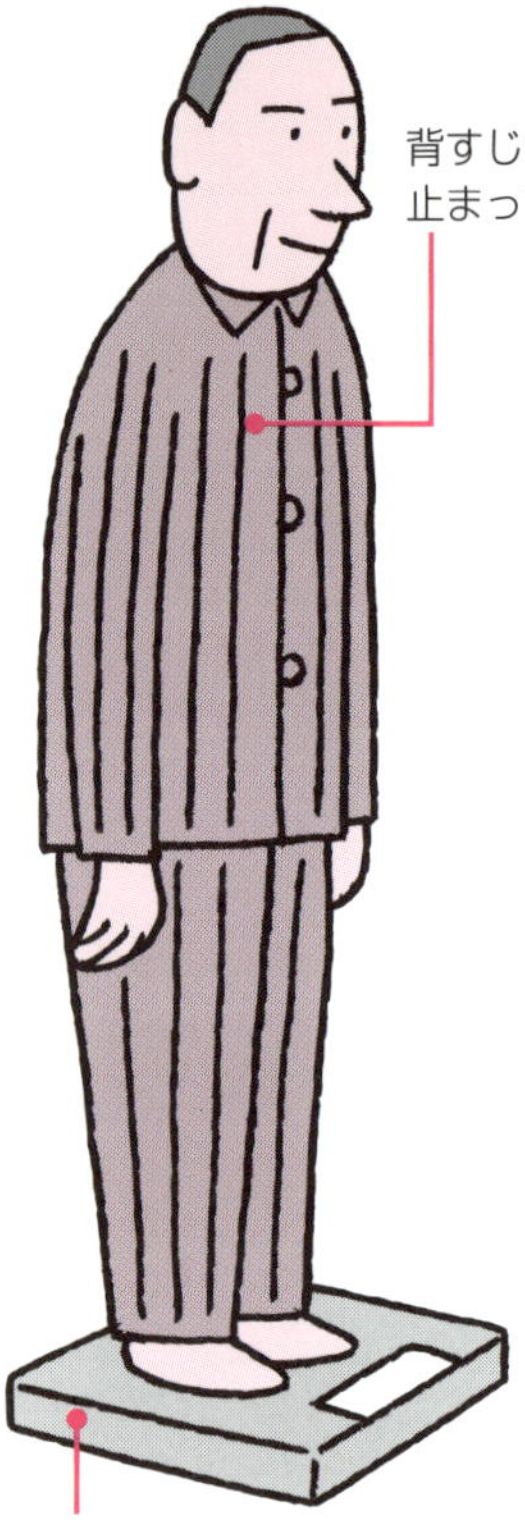

背すじを伸ばし止まって測る
体重計は硬い床に置く

▼測定のタイミング・条件

- 朝起きて排尿したあとなど、1日のうち決まったタイミングで測る
- 服装などの条件もできるだけ同じにするとよい

グラフ化で変化がひと目でわかる

血圧と体重は、毎日同じ時間に同じ条件で測定し、グラフにします。数字だけを記入するよりも、アップダウンがひと目でわかるからです。パソコンソフトやスマートフォンのアプリなどを活用すると便利です。

▼記録例

できれば、「食日記」のように、食べたものも全部記録するとよい

日時	8月1日 7:00	8月2日 6:55	8月3日 7:12	
体重（kg）				
体脂肪率（%）	28.5	28.4		
メモ	ストレッチ 朝・晩 散歩30分	散歩15分	ストレッチ 朝・晩 夜会食	

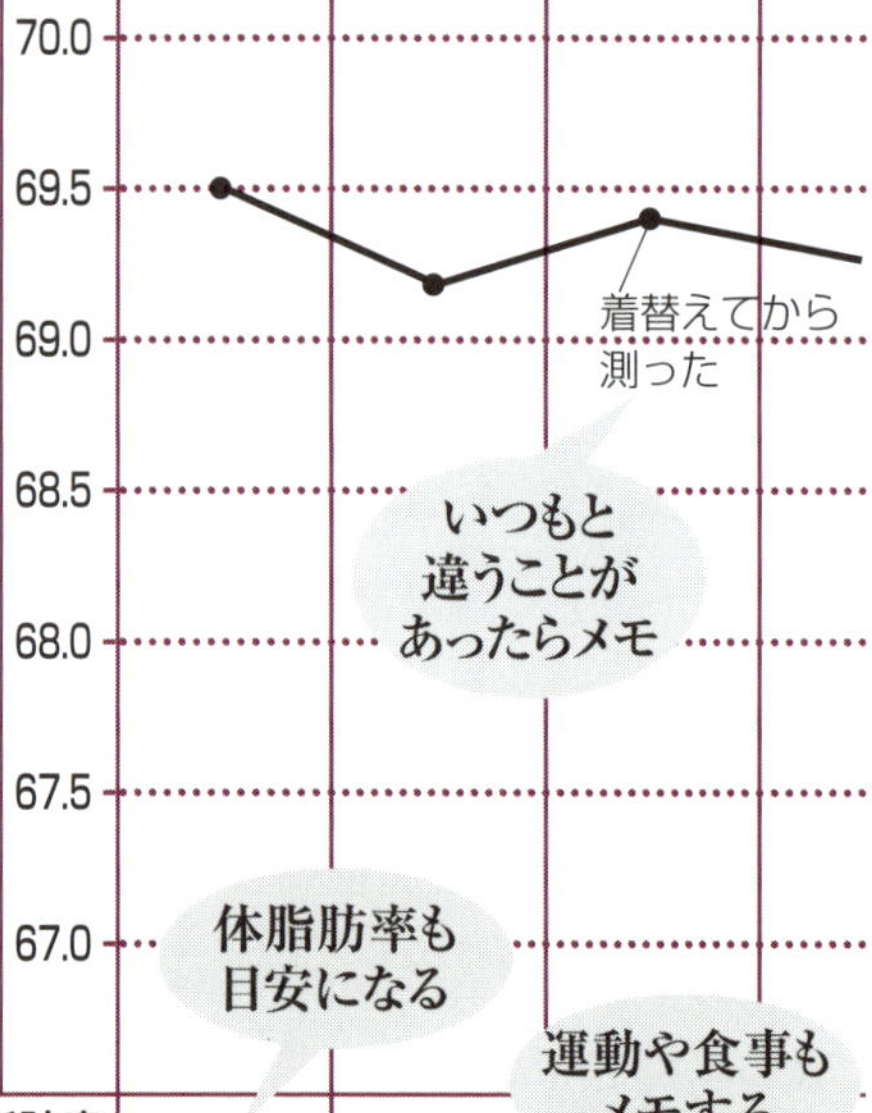

70.0
69.5
69.0
68.5
68.0
67.5
67.0
着替えてから測った
いつもと違うことがあったらメモ
体脂肪率も目安になる
運動や食事もメモする

▼測定のタイミング

- 朝……起きてから1時間以内、排尿後、薬と朝食の前
- 晩……寝る前、排尿後（飲酒後や入浴直後は避ける）

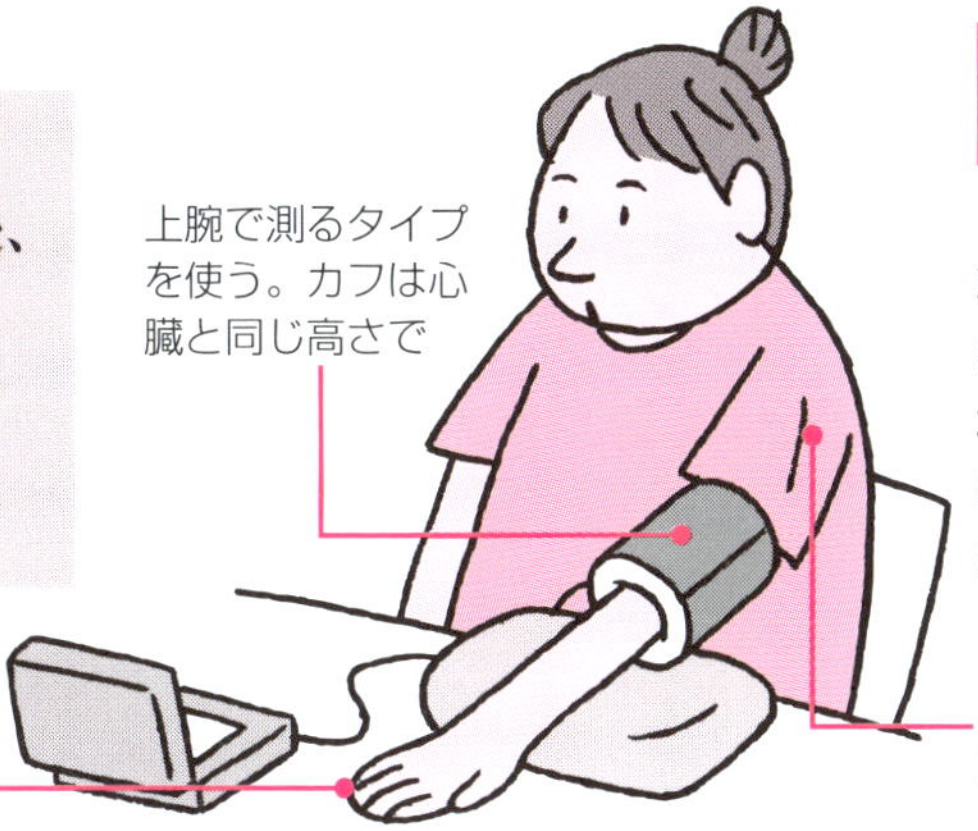
上腕で測るタイプを使う。カフは心臓と同じ高さで
シャント（90ページ参照）がないほうの腕で測る
厚手の服は脱ぎ、素肌か薄いシャツの上から測る

血圧 朝と晩に測る。座って数分待ってから測る

朝と晩の、決まった時間に測る。2回測り、2回の測定値とその平均値を記録する。座ったら1～2分間待って、心身が落ち着いてから測ろう

▼記録例

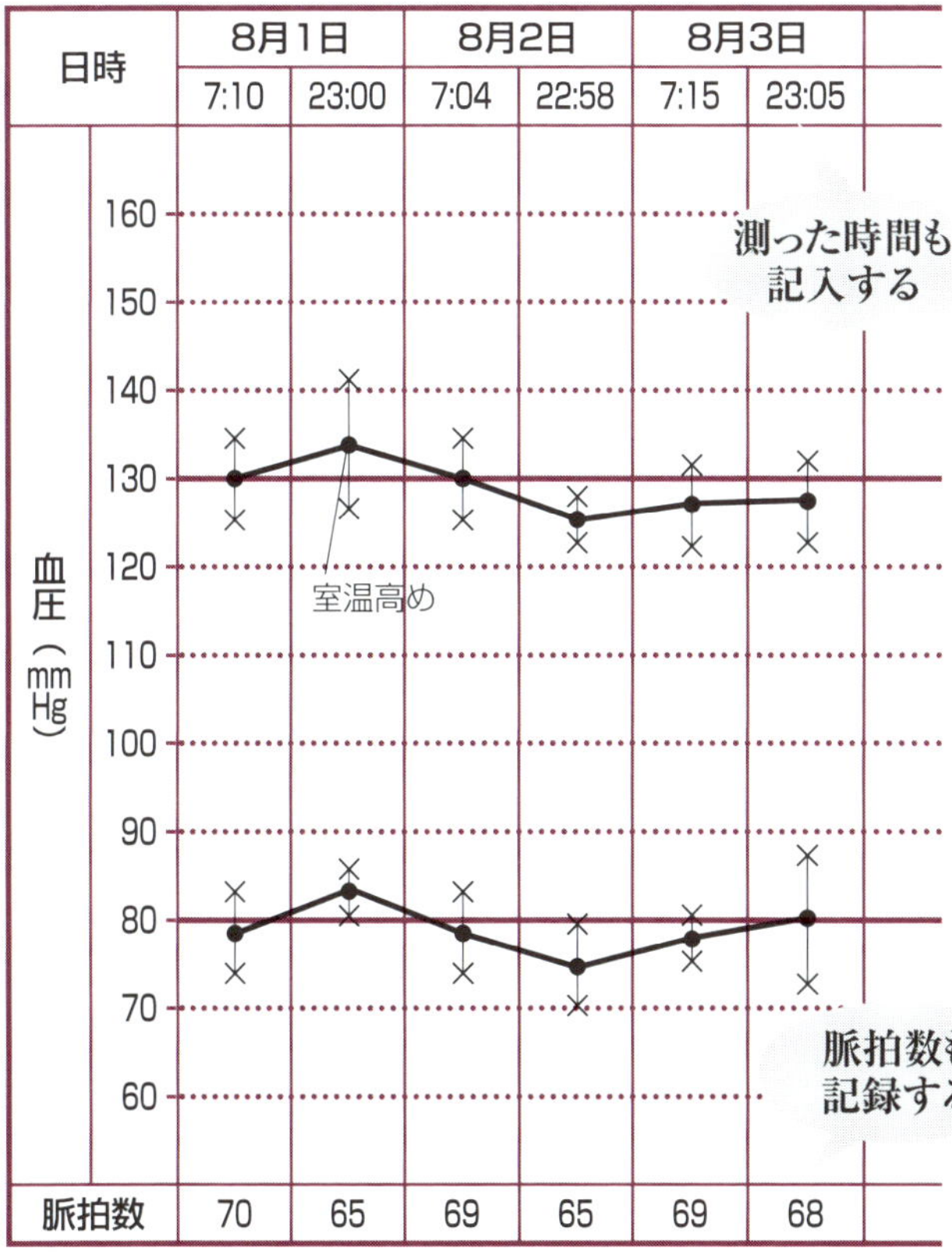
日時
8月1日
8月2日
8月3日
7:10
23:00
7:04
22:58
7:15
23:05
160
150
140
130
120
110
100
90
80
70
60
血圧（mmHg）
室温高め
測った時間も記入する
脈拍数も記録する
脈拍数
70
65
69
65
69
68

治療にも役立つので主治医に見せよう

糖尿病の人は、三大合併症である腎症を起こす危険があり、高血圧がある人はリスクが高くなります。糖尿病になったら、血圧の管理も重要です。

体重も同じです。特にメタボタイプの人は、血糖値を下げるには体重を減らさなければなりません。ダイエットを続けるためにも、毎日体重を測って管理しましょう。

血圧も体重も、家庭で簡単に測定できる検査です。毎日自分で測って、記録をとる習慣をつけてください。

治療にも役立つので、定期的に主治医に記録を見せるとよいでしょう。血糖コントロールも良好に保ちやすくなります。

COLUMN

連携手帳を活用すると治療がスムーズに受けられる

治療や検査結果をひとつの手帳にまとめる

糖尿病の合併症は全身に現れるため、糖尿病をみる診療科だけでなく、眼科、皮膚科、歯科といった複数の診療科を受診します。総合病院ではなく、別々のクリニックにかかる人も少なくありません。

医師どうしが情報を共有しないと、適切な治療を受けられなかったり、同じ検査を何度も受けたり、診療に時間がかかったりします。

そこで活用したいのが、「糖尿病連携手帳」です。手帳には糖尿病と合併症の治療や検査結果などを記入することができます。受診時に手帳を提出すれば、医師どうしが情報を共有できるのです。

連携手帳は、各医療機関が作っているもののほか、日本糖尿病協会や日本糖尿病眼学会などが発行するものもあります（右記）。

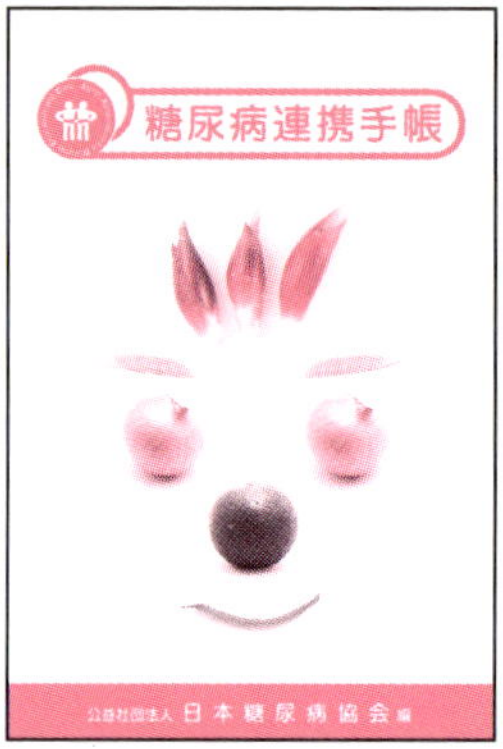

糖尿病連携手帳

各診療科で受けた治療や検査結果の情報を、患者さんと医師や看護師で共有。検査の目標値や合併症の説明・予防法も載っている

●入手方法

主治医に相談するか、日本糖尿病協会に直接問い合わせる

日本糖尿病協会事務局
〒102-0083 東京都千代田区麹町2-2-4 麹町セントラルビル8F
電話 03-3514-1721

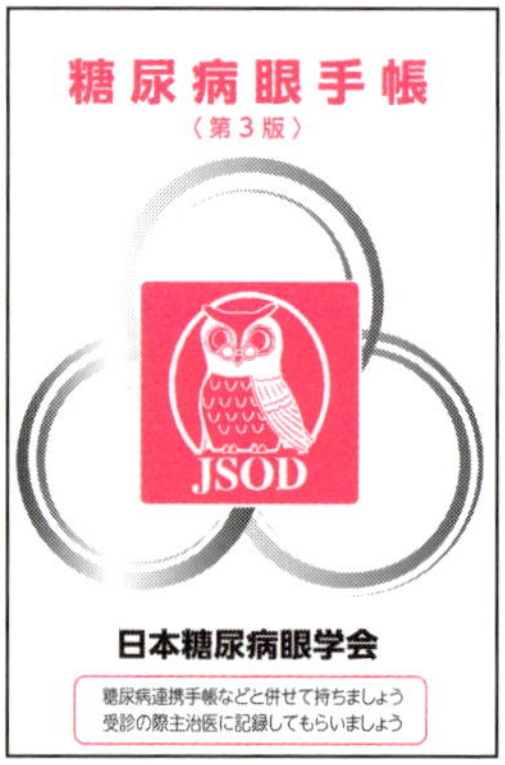

糖尿病眼手帳

眼科と内科で受けた診断や検査の情報を、患者さんと医師が共有できる。治療の最新情報も載っている

●入手方法

かかりつけの内科や眼科の医師に相談する（患者さんは直接購入できない）

画像提供：日本糖尿病協会、日本糖尿病眼学会

4

合併症が現れたら必要なこと

合併症が現れると、糖尿病の治療だけでなく、
合併症に応じた専門的な治療が必要です。
進行度に合わせて必要な治療を受け、悪化を防ぎましょう。
障害が残っても、福祉サービスや補助グッズを活用して、
生活の質を保つことができます。

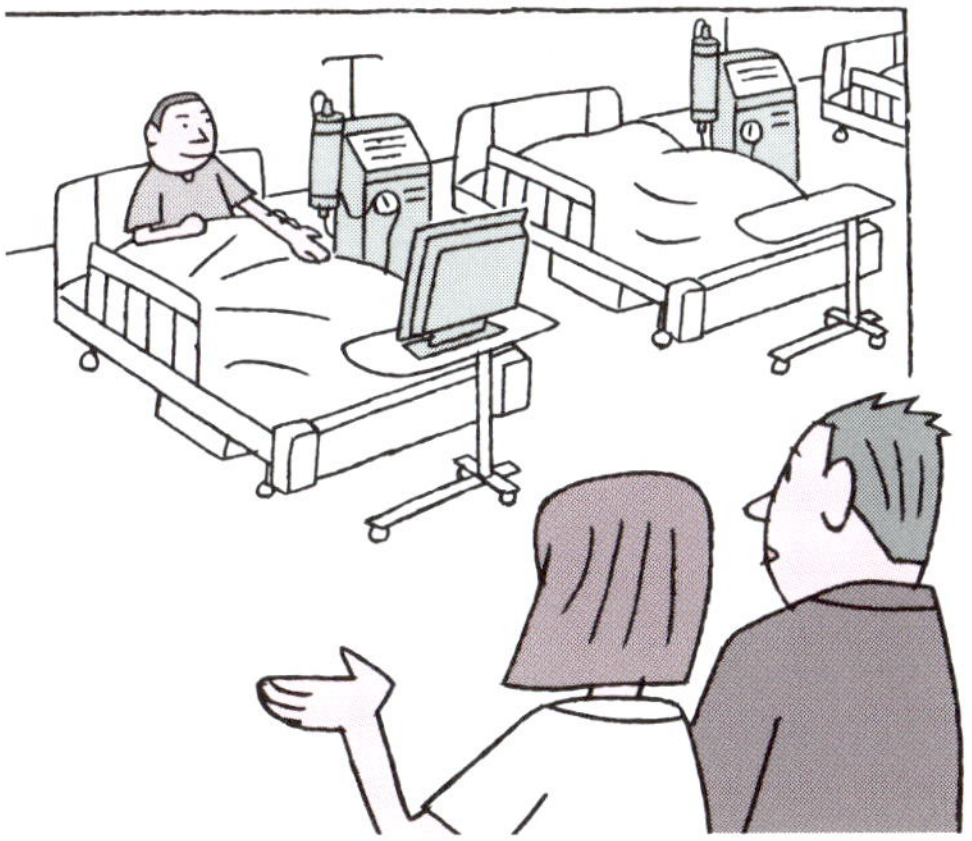

治療の目的と進め方

複数の科を受診する。主治医に必ず報告を

糖尿病では、全身にさまざまな合併症が現れる危険性があります。定期的に複数の科を受診するほか、体調の変化がみられたときは、早めに対処して進行を防ぎましょう。

合併症治療はネットワークが重要

糖尿病の合併症は全身におよび、ときに命にかかわる緊急事態を生じることもあります。発症する前から、さまざまな診療科と連携して治療にあたります。

糖尿病の治療を軸にする

合併症があってもなくても、糖尿病の治療の基本は高血糖の改善。血糖値を下げることで、合併症の発症と進行を防ぎます。

▼糖尿病の主治医

●内科、糖尿病内科、内分泌科など

糖尿病をみてくれる医師が主治医。できれば糖尿病の専門医だとよりよい。専門医の治療は、一般的に糖尿病内科、内分泌科などで受けられる

治療を報告

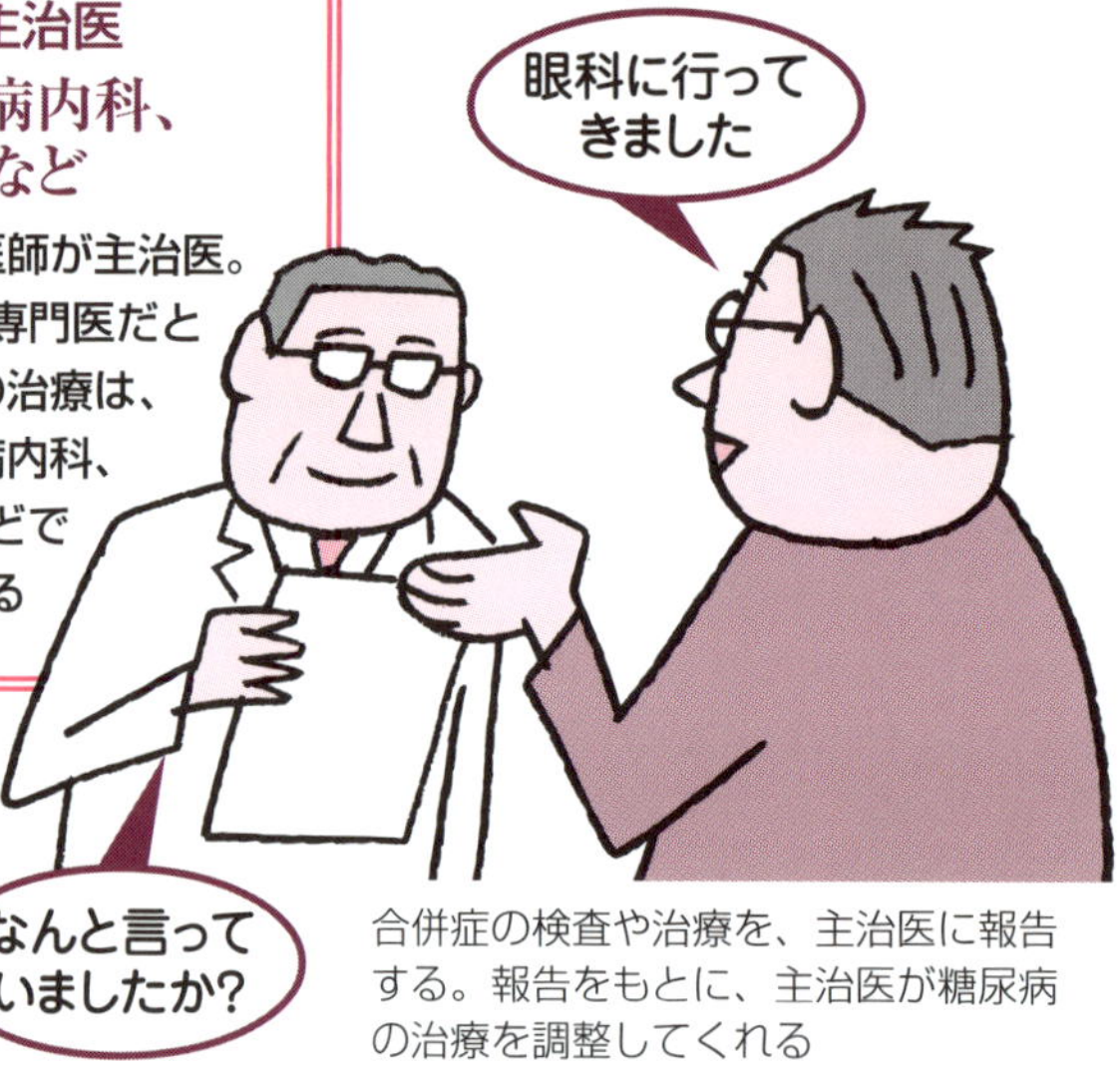
眼科に行ってきました
なんと言っていましたか?

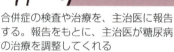

合併症の検査や治療を、主治医に報告する。報告をもとに、主治医が糖尿病の治療を調整してくれる

合併症が現れたらそれ以上進ませない努力を

検査や症状から合併症の発症が疑われたら、すみやかに適切な診療科を受診して、治療を受けましょう。合併症をそれ以上進行させないように、努力することが大切です。

合併症は全身に起こるため、受診する科は複数になり、薬の種類や数も複雑になっていきます。薬が増えたときは、重複などのトラブルを防ぐため、主治医に必ず報告してください。

糖尿病の合併症のなかには、早期には自覚症状が現れないものもあります。必要な定期検査は必ず受け、異常は早期に発見しておきましょう。

進行とともに増える薬や治療を管理しよう

複数の合併症が現れてくると、受診する診療科も、のまなくてはいけない薬も、通院回数も増えてきます。自分の体を守るためにも、合併症治療の必要性をよく理解し、面倒と思わずにきちんと受けましょう。

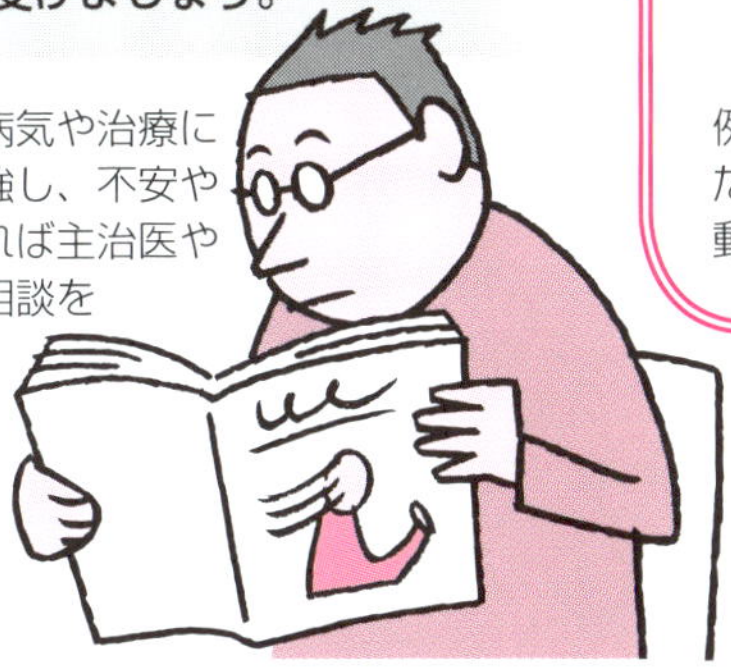

自分でも病気や治療について勉強し、不安や疑問があれば主治医や専門医に相談を

定期的に

合併症を見つける検査を受ける

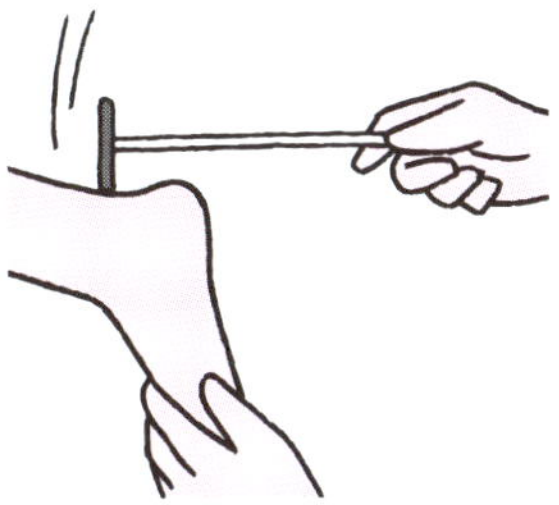

例えば神経障害は、足の腱をたたいて反射をみる検査や振動覚検査がある

主治医のもとでも、
合併症を早期に発見するための
検査を受けられます。
しかし、眼科など、ほかの
診療科での専門的な検査が
必要な合併症もあります。
主治医の指示に
したがいましょう。

合併症が
みつかったら

合併症ごとに専門医の治療を受ける

▼各合併症の専門医

- 神経障害…神経内科、消化器内科など（74ページ参照）
- 網膜症…眼科（76ページ参照）
- 腎症…腎臓内科など（84ページ参照）
- 足病変…皮膚科など（94ページ参照）
- 感染症…内科、皮膚科など（96ページ参照）

合併症が現れたら、
専門的な治療が必要。
主治医の指示があったら、
現れた合併症ごとに、
それぞれにあった診療科で
適切な治療を受けてください。

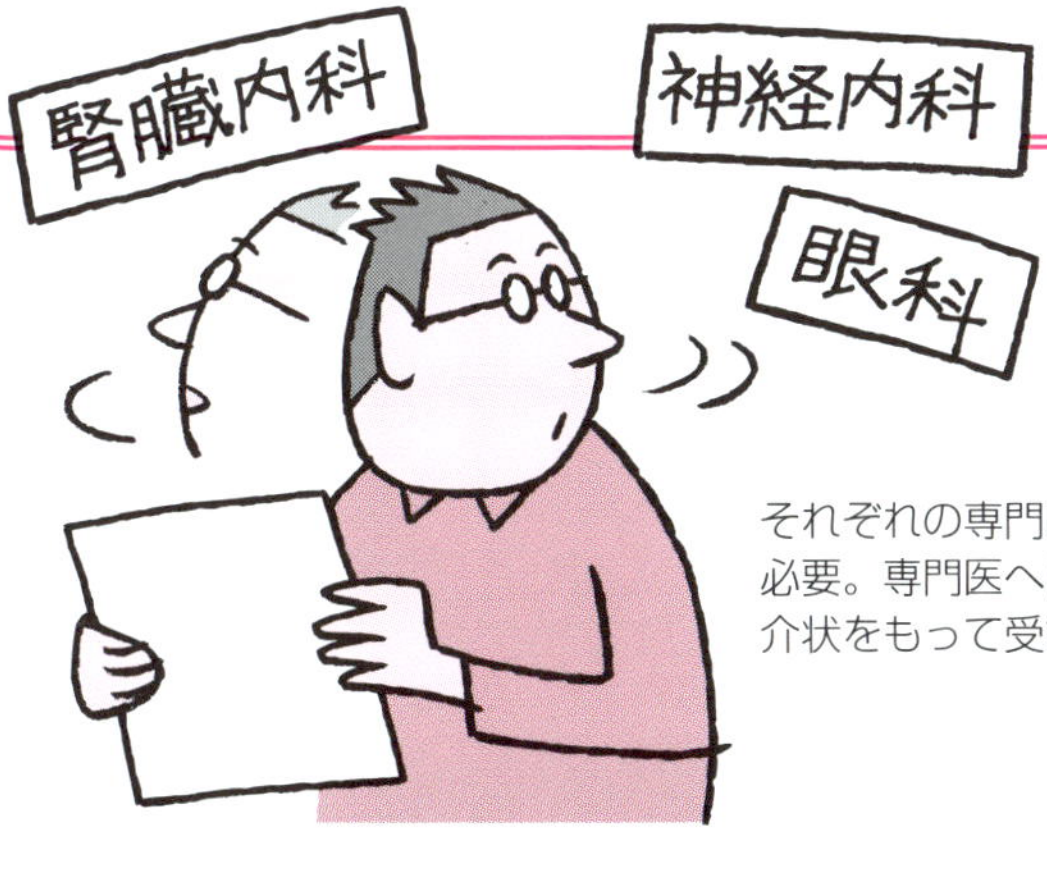

それぞれの専門医への受診が必要。専門医へは主治医の紹介状をもって受診する

神経障害の治療

多彩な症状に合わせて薬で対処する

痛みやしびれをはじめ、便秘・下痢、ＥＤなど、多種多彩な症状が出てくる神経障害。神経の障害を改善する薬や症状を和らげる薬を使って、生活の質を向上させます。

糖尿病の治療とともに進める

血糖値を良好な状態に保っておかないと、神経障害の薬が効きにくいことがあります。神経障害の治療は、糖尿病治療と並行しておこなっていくことが重要です。

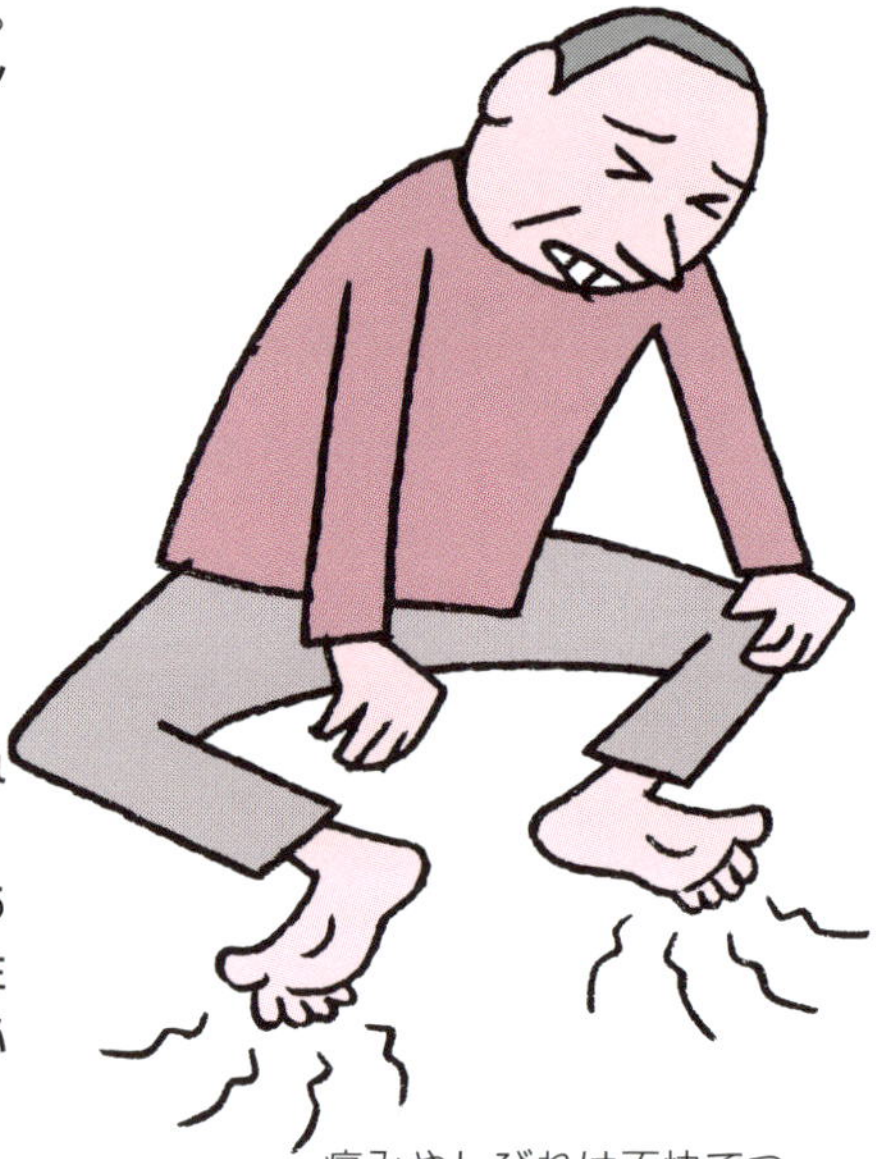

痛みやしびれは不快でつらい症状。生活の質を下げるため、薬で和らげよう。初期にはこむら返りもよくみられる

初めは

感覚神経や運動神経が障害されて、痛みやしびれ、こむら返りが起こります。血糖コントロールとともに下のような薬を使います。

●エパルレスタット
（アルドース還元酵素阻害薬［ARI］）

発症後の期間が短ければ、エパルレスタットを使って、傷んだ神経を改善させる。神経の修復効果を期待して、ビタミンB_{12}やビタミンＥを使うこともある。

痛み・しびれ

- ●**鎮痛薬**（プレガバリン）
- ●**抗うつ薬**（三環系、SNRI）
- ●**抗てんかん薬**（ガバペンチン）
- ●**抗不整脈薬**（メキシレチン）

症状の程度などにもよるが、よく使われる。これらの多くに、眠気やふらつき、めまいなどの副作用が起こる可能性がある。特にのみ始めのころは、副作用に注意しながら、薬の量や種類を調節する必要がある

血糖値の改善で一時的に痛みが悪化することも

糖尿病の治療で急速に血糖値が下がると、特に夜間に激しい痛みを生じることがあります。しかし根気よく治療を続けることで、多くが１年以内に症状が軽くなります。痛みは、メキシレチンなどの薬で和らげます。

進むと

神経障害が進行して自律神経も障害されると、起立性低血圧や消化器系の異常など、多彩な症状が現れてきます。それぞれの症状への対処が必要です。

便秘・下痢

- **胃腸機能調整薬**（モサプリド、イトプリド）
- **下剤**（センノシド）　など

進行すると、便秘と下痢を交互に繰り返すようになる。急激に血糖値が改善したときにも起こる

ED（勃起障害）、排尿障害

- **勃起不全改善薬**（シルデナフィル、バルデナフィル、タダラフィル）
- **排尿障害治療薬**（プラゾシン、ベタネコール、ジスチグミン）

泌尿器科と連携して治療する。勃起不全改善薬を使う場合は、循環器科との連携も必要

起立性低血圧

- **医療用着圧ストッキングの着用**
- **昇圧薬**（ミドドリン）

立ちくらみがあったらすぐにしゃがむ、脱水に注意する、着圧ストッキングをはく、頭を下げたままゆっくり立ち上がるなど、生活上の工夫も大切

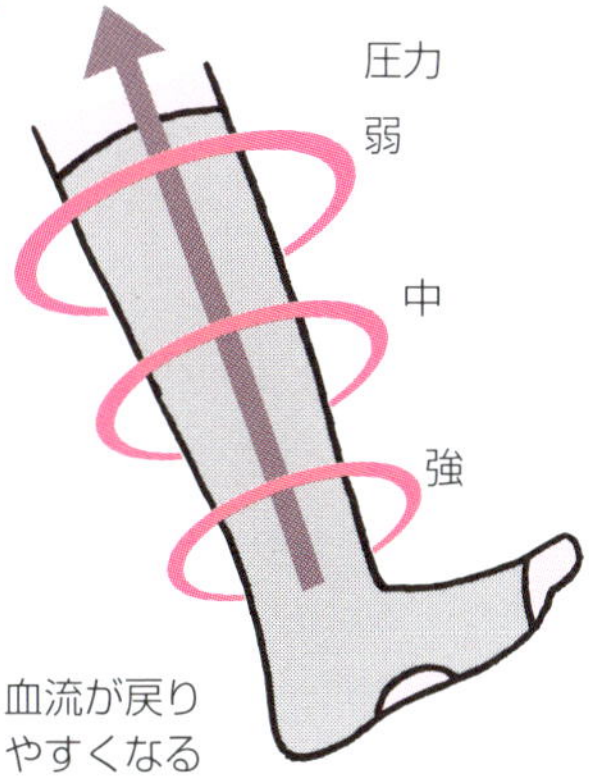

DATA

- 治療：外来で可能
- 受診：薬の調節中は1～2週間に1回、薬が決まれば1ヵ月に1回
- 場所：多くは神経内科、症状によっては消化器内科や泌尿器科

最初は、糖尿病の神経障害にくわしい医療機関がおすすめ。薬が決まるまで数ヵ月かかるが、その後の処方は一般のクリニックでも可能

薬で進行を防ぎ、症状を和らげる

神経障害は、三大合併症のなかで最も早く現れます。サインとなる症状（三六ページ参照）を見つけたら、必ず主治医に報告してください。

治療法の中心は薬です。神経障害が現れる原因を改善し、進行を抑える薬と、痛みやしびれ、下痢、立ちくらみなど、それぞれの症状を和らげる薬があります。患者さんの病状にあった薬を使って、治療を進めます。

神経障害が重症になると、進行を抑える薬の効果はあまり期待できなくなってしまいます。進行すると、マヒが起きたり、自律神経の障害が生じたりします。症状を和らげる治療とともに、足のケアなどのセルフケアをおこないましょう。

レーザーを使って異常な血管をふさぐ

糖尿病による網膜症は、進行すると失明する危険があります。まだそれほど進んでいないときに、レーザー治療を受けて、進行を防ぎます。

網膜を焼いて進行を防ぐ

レーザー光線を照射し、その強いエネルギーで新生血管ができそうなところや、すでにできているところを焼き固めます。部分的に焼く場合と、眼底全体を焼く場合があります。

将来の失明予防に有効。時期を逃さないで

網膜症の初期には、たとえ視力に異常がなくても、網膜の毛細血管の出血や網膜周辺のむくみなどの変化が起きています。放置すると、やがて大出血したり網膜剥離を起こしたりして、失明する危険が出てきます。

網膜に異常がみられるようになったら、レーザー治療を受けて、早めに予防処置をしておきます。

治療決定 ― 当日 ― 数時間前

受けられる時期

- 増殖前網膜症
- 増殖網膜症の一部

主に増殖前網膜症が対象。増殖網膜症でも出血や網膜剥離がなければ、受けられる場合があります。

レーザー治療は医療費の補助が受けられる

健康保険を適用しても、レーザー治療は高額の費用がかかる。「高額療養費制度」や「限度額適用認定」を利用すれば、医療費の補助が受けられる。詳細は、医療機関の会計窓口か、自分が加入する健康保険組合に相談を

治療の準備

- 問診
- 精密検査
- 麻酔

腕の血管から造影剤を入れながら、眼底のくわしい血液の流れを調べ、レーザーを当てる部位を確定。治療のさいは、麻酔薬を点眼します。

DATA

- 治療：外来で受けられるところが多い
- 時間：治療自体は数十分程度
- 場所：レーザー治療設備のある眼科

レーザー治療の目的は、網膜の状態を治すことではありません。将来的に、失明という事態が起こらないよう防ぐことです。したがって、進行してからでは意味がありません。

レーザー治療には、適した時期があります。治療目的をよく理解し、機会を逃さず、適した状態のときに、確実に治療を受けておくことが大切です。

治療後

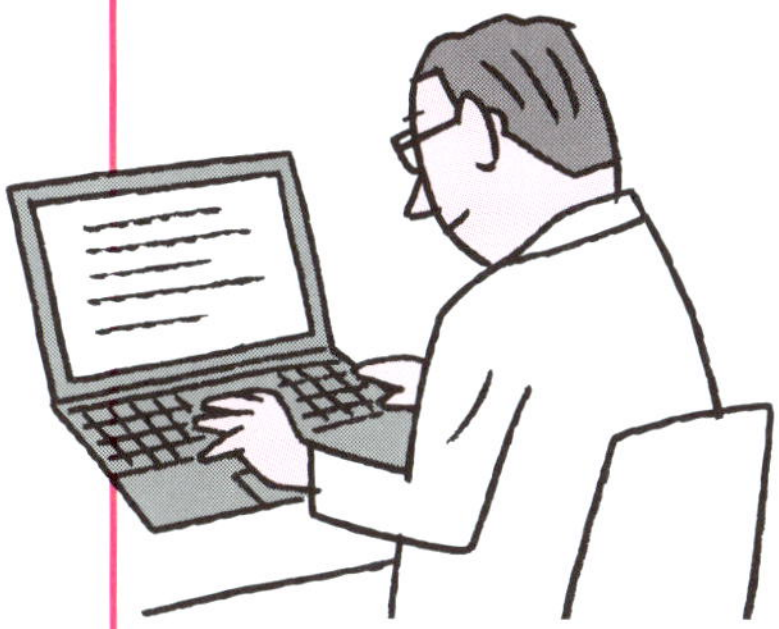

すぐ通常の生活に戻れます。しばらくは、視力が低下したり見えにくくなることもありますが、日常生活に支障をきたすことは、あまりありません。失明を防ぐ治療であると理解してください。

定期検診 ◀ 1～2週間空けて、3～4回繰り返す **帰宅** ◀ **治療中**

レーザー治療

瞳孔《どうこう》から、眼底に向かってレーザー光線を入れて、異常な部分を焼き固めます。1回の照射で、数十～数百を凝固できます。

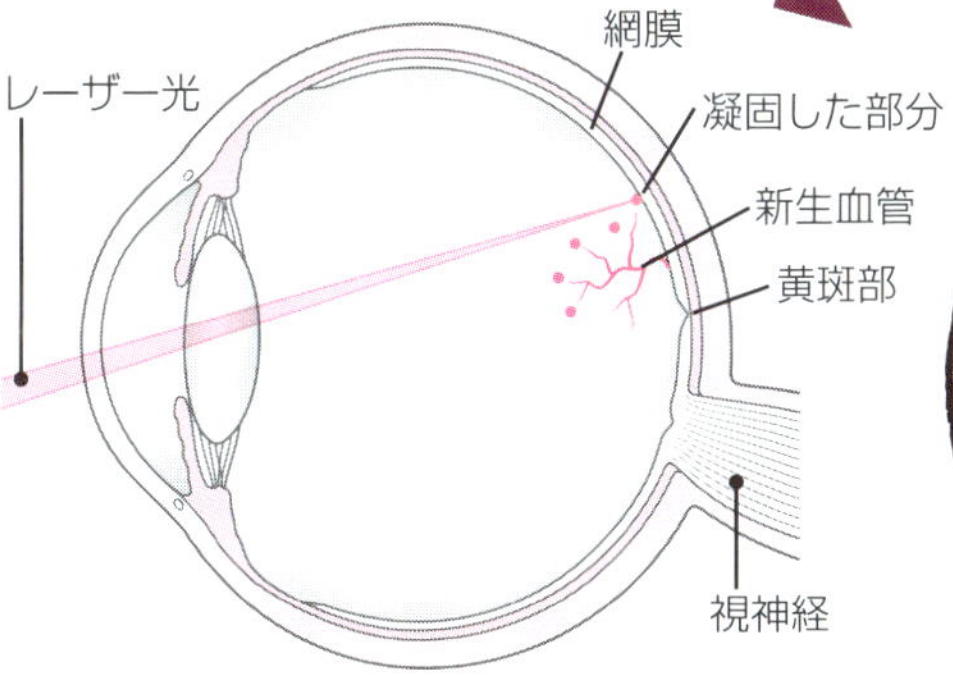

レーザーを当てて網膜を焼き、血管をふさぐ。レーザーの照射は、写真撮影のフラッシュのように一瞬で終わる

装置の前に座り、あごを指定の位置に置く。首を器具で固定する

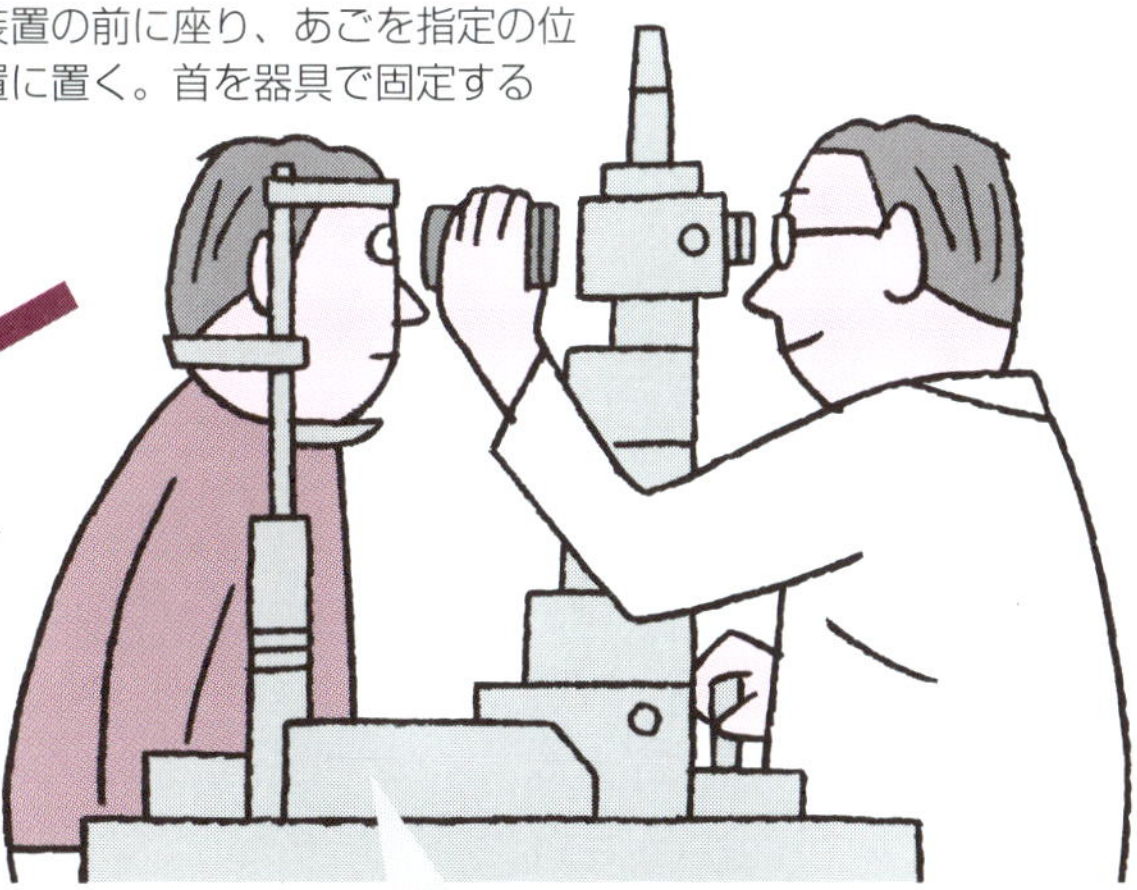

痛みは機器の進歩で軽減している

レーザー照射をおこなう機器は急速に進歩し、正確に、しかも短時間ですむようになってきた。治療による痛みには個人差があるが、かなり軽減されている

目の治療②

出血したり視力が低下したら手術が必要

網膜症が進行し、失明の危険性が高いときには、視力を維持するための手術が必要になります。一週間ほどの入院が必要ですが、医師にすすめられたら早めに受けて、失明を防ぎます。

網膜の状態を元に戻す

硝子体手術では、出血原因の血管をレーザーで固める、剥《は》がれた網膜を元に戻すなど、大変細かい処置をします。比較的難しい手術ですが、技術の進歩でより安全になっています。

受ける時期

増殖網膜症で、出血や視力低下が起きたとき

レーザー治療でも進行を防げなかった場合や、硝子体出血や網膜剥離が起きて視力が低下した場合に受けます。

手術の準備

精密検査・麻酔・注射

3日前から抗菌用の点眼薬を用いて、目を滅菌します。術前に麻酔薬を点眼した後、局所麻酔薬を眼の下部に注射します。

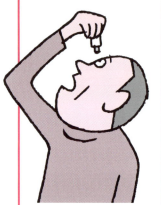

点眼麻酔は、その後麻酔薬を目に注射するときの痛みをなくすためのもの

DATA

- 入院：一般的に1週間程度
- 時間：1時間程度（病状によって増減する）
- 場所：眼科で手術と入院設備のあるところ

技術の進歩により六〇～九〇％の人が改善

網膜症が発見されたときには、すでに進行していて、大きな出血や網膜剥離が起き、視力が低下していることもあります。

このような、失明の危険性の高い状態のときは、眼球の多くを占める硝子体の手術がおこなわれます。硝子体の中に起きている異常な部分を取り除くことで、失明の事態を回避します。

最近は機器や技術が進歩して、硝子体手術を受けた人の六〇～九〇％が、視力が改善します[*]。入院期間も短くなり、負担も軽くなっています。進行するほど成功率は下がるので、早めに治療を受けましょう。

＊日本眼科医会ホームページより

手術

目の中の異常なものを切除

眼球の外から硝子体に、多種の器具を直接挿入します。眼球内の新生血管や増殖膜を切除したり、焼き固めたり、剥がれた網膜を修復させます。こうした治療で、失明を防ぎます。

1 眼球に、直径 0.5mm 程度の穴を３ヵ所開ける。小さな穴から、器具を硝子体に挿入する。顕微鏡で内部を見ながら、必要な処置がおこなわれる

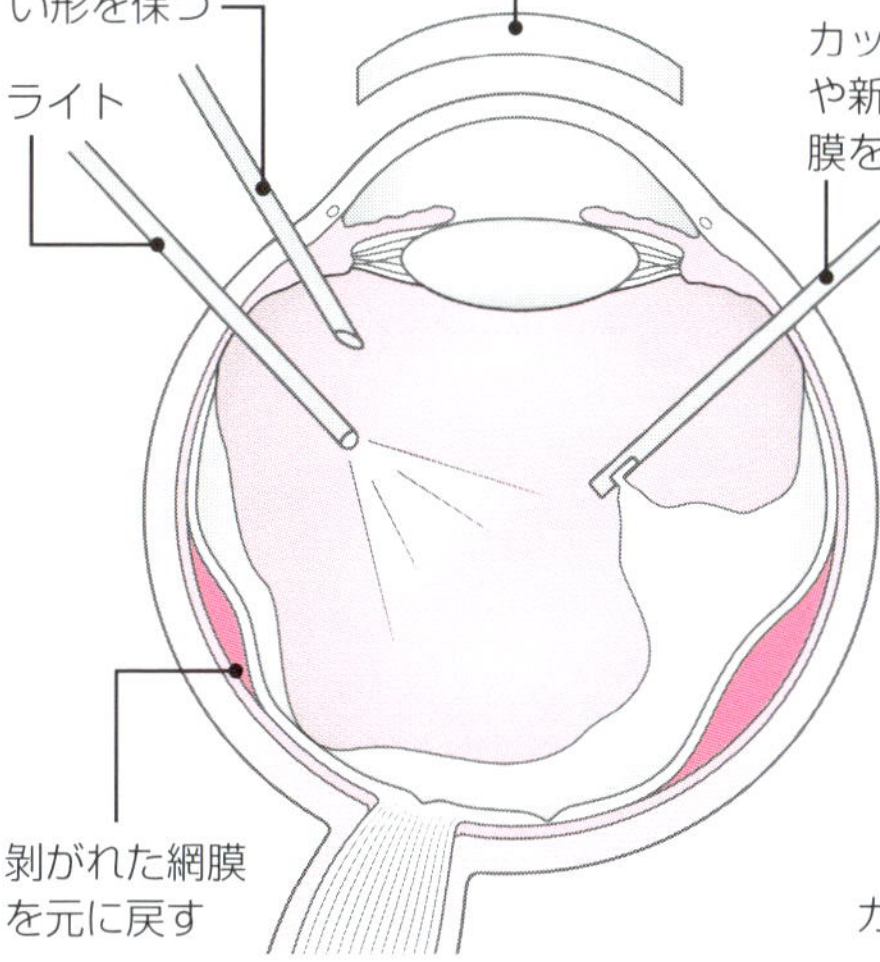
透明な液体を注入して、眼の丸い形を保つ
特殊なコンタクトレンズをつけて、内部がよく見えるようにする
ライト
カッターで硝子体や新生血管、増殖膜を切り取る
剥がれた網膜を元に戻す

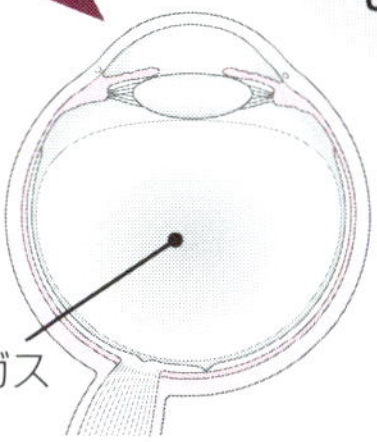
ガス

2 網膜剥離が起きていた場合は、最後に硝子体があった部分にガスを入れる。剥がれた網膜が、ガスの圧力でくっつくようにする

治療中は意識があるが体は動かせない

眼球への局部麻酔のため、手術中も意識はある。しかし体は動かせないため、もし痛みなどの異常があったときは言葉で伝える

入院

数日間は一定の姿勢で過ごすことも

目に入れたガスは、上へと集まる性質があります。ガスの圧力が剥離した部位にかかる必要があるため、部位によっては、術後数日間、横向きやうつ伏せの姿勢を保つこともあります。

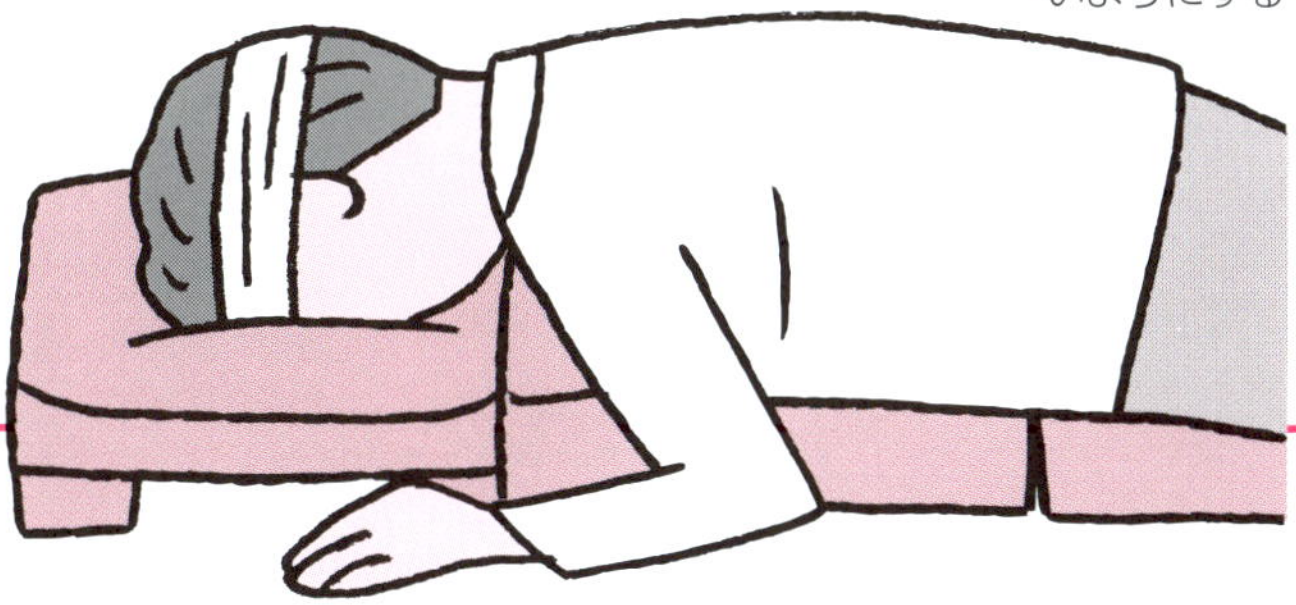
専用の枕で目を圧迫させないようにする

退院後

1～2週間は安静にし、その後仕事へ復帰

ガスは１～２週間で自然に消えます。ガスが消えれば、デスクワーク程度は可能になります。網膜がくっついたことを確認できるまでは運動は禁物です。医師の指示にしたがいましょう。

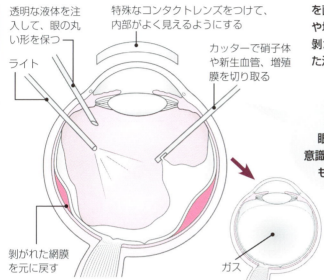

目の治療③

目の中心のむくみを抑える注射が登場

糖尿病による目の障害は、網膜症以外にもあります。眼科の定期検診を受けるほか、視力に違和感があったら、すぐ受診することが大切です。

目の中心がむくんで視力が低下する

　糖尿病による網膜の異常に「黄斑浮腫《ふしゅ》」があります。黄斑とは、網膜の中心にあり、視力に最も影響する部分のことです。原因はよくわかっていませんが、高血糖が続くと毛細血管から血液の成分が外にもれ、黄斑がむくんで視力の異常が起きると考えられます。

　レーザー治療や硝子体手術のほか、最近では、むくみをとる薬を硝子体に注射する治療がおこなわれるようになりました。高額なので、医療費の助成制度が利用できます（七六ページ参照）。

原因となる血管を注射液で減らす

現在は、手術ではなく、薬を硝子体に注射して、むくみの原因である新生血管を減らす治療がおこなわれます。薬の効果がなくなると新生血管がふたたび生まれるため、注射を繰り返すことがあります。

原因

くわしくは不明ですが、硝子体から網膜が引っ張られるなどが要因で、新生血管から水分が外にもれて、黄斑がむくむといわれます。

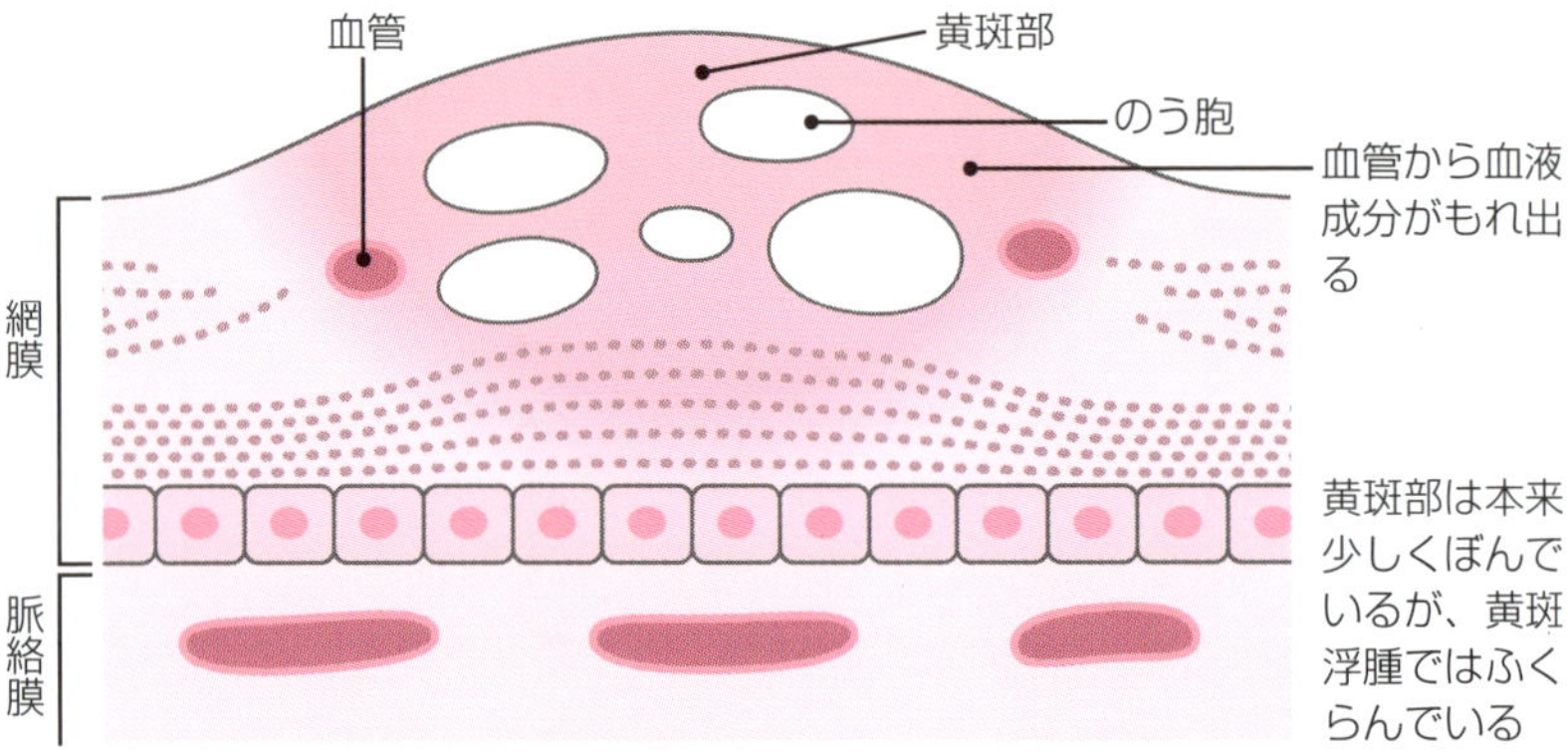

症状

比較的早くから、見えにくさや視力低下が現れるため、異常に気づきやすいといわれます。

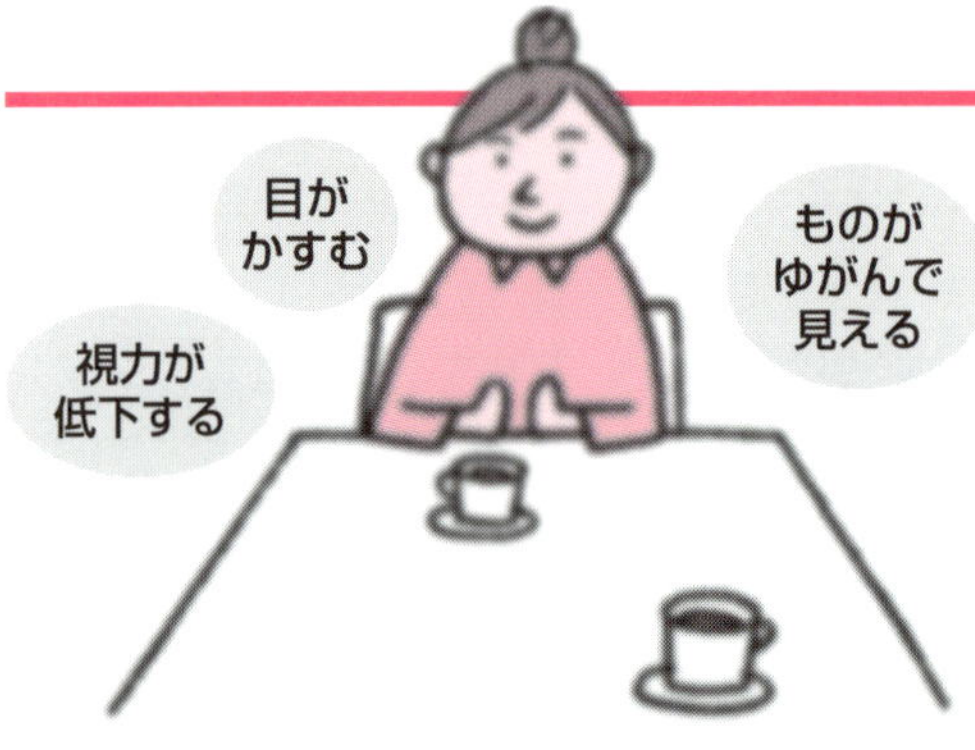

目がかすむ
ものがゆがんで見える
視力が低下する

治療の流れ

消毒・麻酔

まず、瞳孔を開く薬と麻酔薬を点眼します。眼球と目の周囲をていねいに消毒します。その後、まぶたを開いて固定する器具をつけます。

注射

注射器を硝子体に刺し、薬を少しずつ注入します。注射後数日間は、感染防止のため点眼薬を使います。月に１回受け､計３回繰り返します。

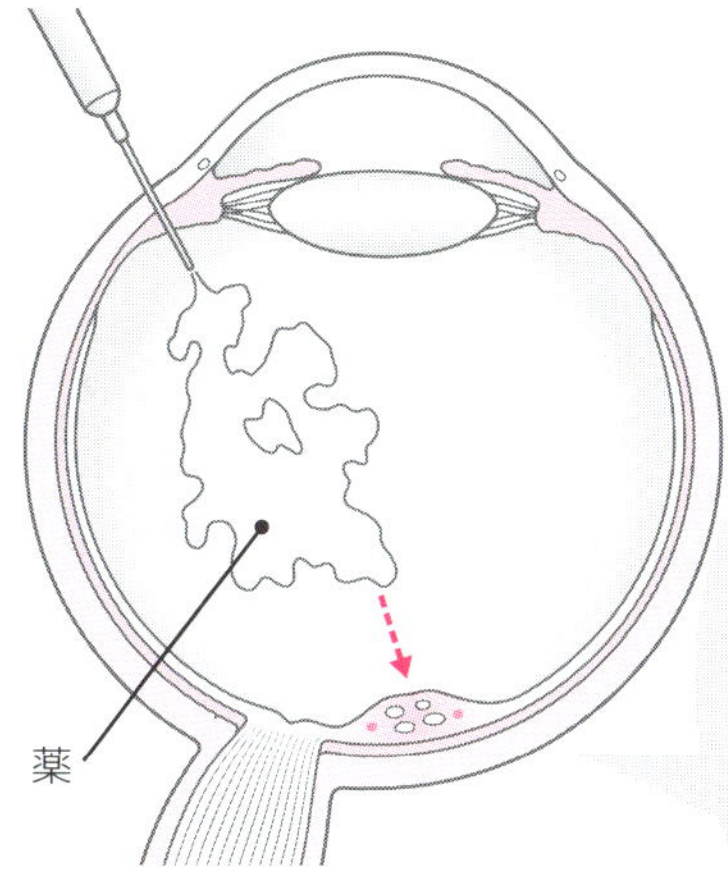

VEGF阻害薬かステロイド薬を使う。目や体の状態に合わせて選択される

異常な血管を減らす「VEGF阻害薬」

使われるのは、VEGF阻害薬かステロイド薬。新生血管の増殖には、「VEGF」というたんぱく質がかかわる。VEGFの働きを抑えて新生血管を減らすのが、VEGF阻害薬の作用。近年新しく使われ始めた薬で、ステロイド薬より効果が高いといわれている

効果判定

新生血管が消えているかどうか、むくみがとれているかどうかをチェックし、効果十分なら、治療は終了です。

不十分なら再治療

新生血管があまり消えていない場合や､一度は消えても、ふたたび増えてきた場合は、再度注射治療を受けます。

病気の進行とともに増える病気がある

目に起こる糖尿病の合併症は、次のようなものもあります。

■血管新生緑内障……緑内障は、眼球の円形を保つ硝子体内の圧力（眼圧《がんあつ》）が、何らかの原因で高くなり、その圧力で網膜が圧迫され視神経が障害される病気です。視力異常のほか、目の痛み、頭痛、吐き気などの症状も現れます。

眼内では、血液に代わって栄養などを運ぶために、房水《ぼうすい》という液体が循環しています。房水が増加すると、眼圧が上昇します。糖尿病では、房水を排出する部位の周囲にも新生血管ができ、排出口をふさぐことで起きます。

緑内障は、失明の大きな原因になるため、すぐに治療する必要があります。緑内障にも、ＶＥＧＦ阻害薬の注射が効果的であることがわかってきています。

■白内障……目のレンズの役割をする水晶体が、白く濁る病気です。だれにでも起こりますが、糖尿病があると通常より早く発症し、進行のスピードも速い傾向があります。悪化したときは、人工眼内レンズに入れ替える手術を受けます。

見えにくさを補う

ロービジョンケアで、より暮らしやすくする

治療がうまくいかなかったり、発見が遅れるなどで、視力障害が残ってしまうことも。見えにくさを補う、ロービジョンケアという支援があることを、知っておきましょう。

見えにくくても安全に活動的に暮らす

失明したわけではないが、日常生活に支障をきたすほど視力が低下した状態を「ロービジョン」といいます。

ロービジョンケアは、見えにくくても、より安全に、より活動的に暮らしていかれるよう支援するものです。その人の障害の程度や生活のしかたに合わせて、視力障害を補うグッズの利用や、室内や室外での移動での工夫などの指導を受けます。

近年、ロービジョンケアを積極的におこなう医療機関が増えています。視力障害があると閉じこもりがちですが、積極的にケアを受けるとよいでしょう。

見えにくさを補う支援を受ける

低下した視力を補い、安全に暮らすため、医学面や福祉面などで、さまざまな用具や生活のしかたが研究・工夫されています。まずは、かかっている眼科医に相談してください。

1 まずは医療機関へ

ロービジョンケアに力を入れている医療機関では、まず精密な検査を受け、正確な視機能を客観的に評価されます。それにより、必要なケアの案内が受けられます。

適切な補助具の処方・訓練

●レンズ（拡大・縮小）
●拡大読書器
●遮光《しゃこう》メガネ　　など

見えにくさは人それぞれ。視力を補う補助具は多種あるので、自分の視力や生活のしかたに合わせて選択し、使い方を覚える

ロービジョンケアが受けられる施設を探す

かかりつけの眼科では、思うようなケアが受けられないときは、ロービジョンケアに力を入れている医療機関を紹介してもらうのも１つの方法。インターネットでも検索できる

■日本眼科医会ホームページ
http://www.gankaikai.or.jp/lowvision/
全国のロービジョンケア施設を地域別に検索できる。受診前に、かかりつけ眼科医に相談のうえ、各施設に問い合わせを

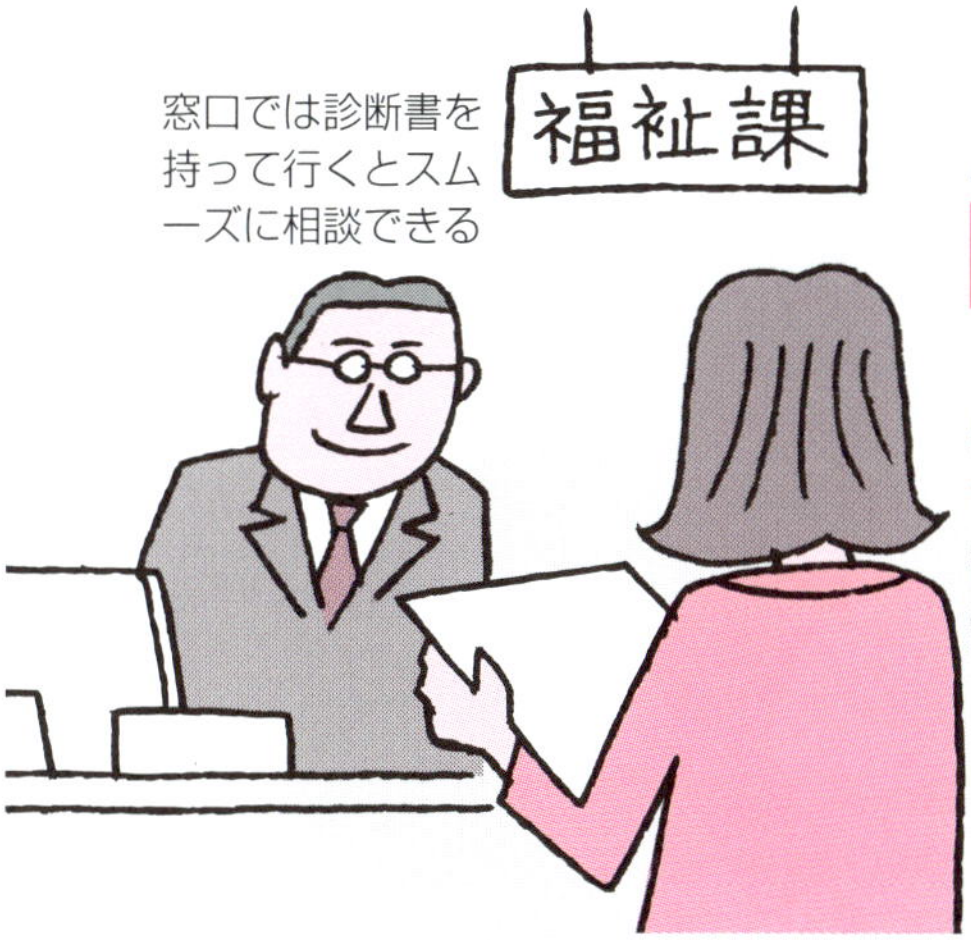

窓口では診断書を持って行くとスムーズに相談できる

2 自治体の福祉窓口へ

視力によっては、視覚障害による身体障害者手帳を取得でき、さまざまな公的支援を受けられます。診断書を持参し、自治体の福祉窓口で相談しましょう。

身体障害者手帳の取得

取得条件は、例えば東京都の場合、いちばん軽い6級で、片目の視力0.02以下、他方が0.6以下で両眼の視力の和が0.2をこえる人。各自治体でそれぞれ規定がもうけられている

経済・生活支援

視覚障害の程度によっては、障害基礎年金、障害厚生年金、障害手当金などがおりる場合がある

福祉用具の支給・貸与

音声つきの各種生活用具や、文書の読み上げ装置、白杖など、視覚障害者用の補助具の支給・貸与を受けることができる

日常生活の工夫

特に外出など、日常生活の不安が強い場合は、視覚障害者リハビリテーション施設などで、訓練を受けるとよい

歩行の訓練

室内の照明を明るくする、段差を減らすなど、室内での工夫や、外出時の杖の使い方など、安全に移動するための指導やアドバイスを受ける

▼この支援はここへ相談する

- 仕事をしたい、職業訓練を受けたい……ハローワークや自治体窓口、特別支援学校(盲学校)へ
- 学校へ行きたい……自治体窓口へ
- 患者どうしで交流したい……医療機関へ

情報機器の紹介・訓練

タブレット端末など、文字を拡大して読める情報機器をはじめ、拡大鏡や拡大読書器などを活用して、自由に情報を得られるようにする

タブレット端末は文字や画像の拡大・縮小、画面の明るさ、白黒反転などが調節でき、自分の見やすい状態に設定できる

腎臓の治療①

血糖や血圧を管理し、薬で腎臓を助ける

機能が低下した腎臓の働きを、根本的に治す治療法はまだありません。自己管理によって、腎臓に負担をかけない生活を送ることが第一です。

いつからどんな管理が必要かを知る

腎臓病というと、食事も運動も厳しく制限されるイメージがあるかもしれません。しかし腎臓病になったら、すぐに制限されるわけではなく、進行の程度によって違ってきます。

▼コントロール目標値*

- HbA1c……6.5%未満
（空腹時血糖値：110mg/dL未満）
- 血圧……130/80mmHg未満

血糖値の管理により、腎症の進行が抑えられる。同じく重要なのが血圧の管理。どちらも厳格なコントロールが必要

＊日本糖尿病学会・編著『糖尿病治療ガイド 2016-2017』文光堂、2016 年

病期	第１期（腎症前期）	第２期（早期腎症期）
GFR	30 以上	30 以上
尿	正常	微量アルブミン尿

血糖値の管理はずっと続ける

- 食事療法
（エネルギー制限食、糖質制限食→58ページ参照）
- 運動療法（62ページ参照）
- 薬物療法（61ページ参照）

どのような段階でも、血糖コントロールは必要。高血糖の状態が、腎臓を傷つけていることをよく自覚して治療にはげもう

血圧を下げる治療を追加

- 食事療法（減塩）
- 運動療法
- 降圧薬

微量アルブミン尿が現れてきたら、血圧のコントロールが重要になる。食事・運動などの生活改善を基本とし、必要なら降圧薬を使う

食事・運動・薬で血糖と血圧をコントロール

残念ながら、腎臓病を完全に治す特効薬はまだありません。糖尿病により腎症が現れたときは、食事を中心とした生活改善をおこなうことを基本に、腎臓

腎臓の働きを、人工透析などで補う治療が始まる。透析のために定期的な通院が必要になるなどで、生活のしかたが変化する（88ページ参照）

生活上の制限が厳しくなる

●たんぱく質制限　●カリウム・リン制限
●食塩制限　●運動制限　など

腎機能の低下が顕著になると、食事でのたんぱく質摂取量を減らすなど、生活上の制限が始まる

第５期（透析療法期）	第４期（腎不全期）	第３期（顕性腎症期）
30 未満	30 未満	30 以上
（人工透析）	たんぱく尿は問わない	たんぱく尿

腎機能の低下を薬で補う

腎機能が極度に低下すると、血液・水分バランスが乱れ、むくみが出てくる。そのため水分摂取を制限することもある

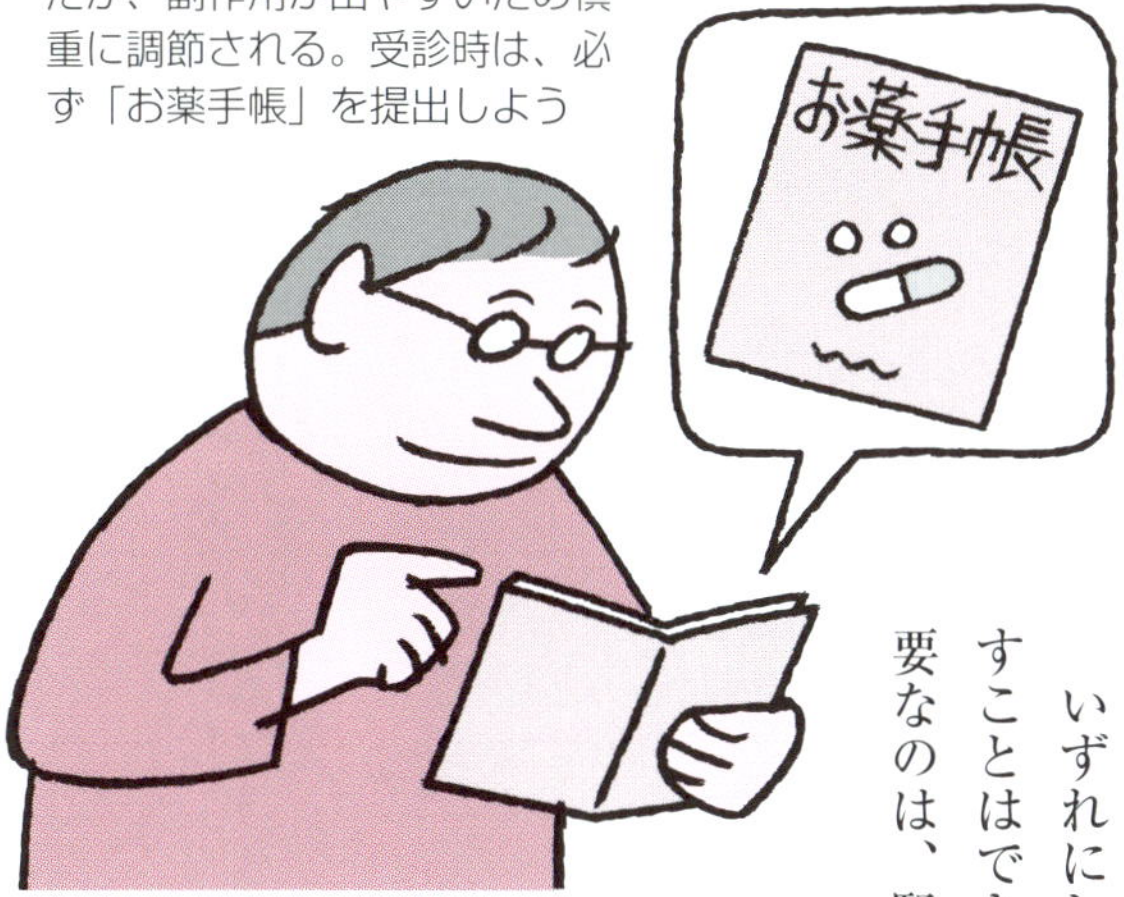

腎症が進むほど多くの薬が必要だが、副作用が出やすいため慎重に調節される。受診時は、必ず「お薬手帳」を提出しよう

を保護する薬を使っていきます。

腎臓保護の目的で使われる薬の多くは、血圧を下げる薬です。しかし近年、血糖値を下げる薬のなかに、腎臓を保護する効果をあわせもつタイプがあることがわかってきました。

薬をのみ始めるタイミングなどの、効果的な使い方はまだ確立していません。今後は、腎症が軽いうちから使うことで、進行を食い止める方法が主流になるかもしれません。

いずれにしても、腎症を薬で治すことはできません。なにより重要なのは、腎臓に負担をかけないよう、しっかりと自己管理をすることです。血糖値はもちろん、血圧の管理が特に重要になります。高血圧のある人は、必要なら薬も使い、確実にコントロールしていきます。

自分の努力に達成感が得られる工夫を

腎症は自覚症状がないため、自己管理は自分との闘いでもあります。自分の努力を客観的に評価できる方法を工夫して、モチベーションを高めましょう。

治療の成果を検査値で見る

腎症の治療中は、定期的に腎臓の検査を受けます。その検査値をグラフや表にして、以前と比べてみます。直前の検査値と比べるのではなく、月単位、年単位の長いスパンでの変化に注目します。傾きが急に変わって悪化していたら、医師への相談が必要です。

GFR値・クレアチニン値は年単位で変化を見る

腎機能を示す検査値には、GFR 値と血清クレアチニン値がある。腎機能は短期間では大きく変化しないので、年単位で値を比較したい

例

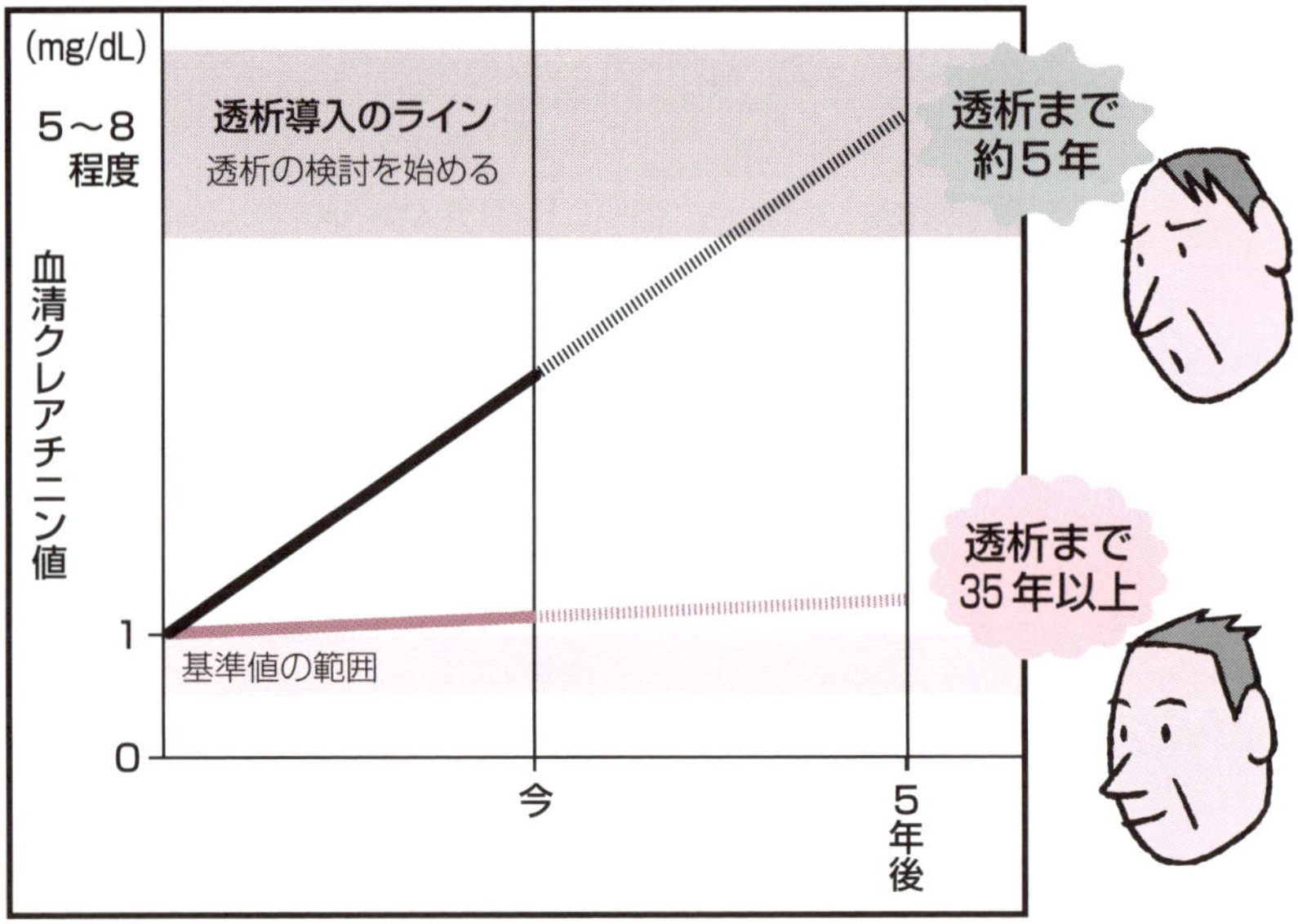
(mg/dL)
5～8
程度
透析導入のライン
透析の検討を始める
血清クレアチニン値
1
基準値の範囲
0
今
5年後
透析まで約５年
透析まで35年以上

グラフはクレアチニン値の例。クレアチニンは腎機能が悪くなるほど、悪化が早くなる。GFR 値も同様にグラフ化してみてみよう。悪化している場合は、治療がうまくいっていないので、医師と十分に相談を

血圧・体重・血糖値は月単位で変化を見る

これらの数値は、測定する時間や状況によって値が異なる。そのときの値に一喜一憂せず、月単位の平均の変化をみておく

食事の ルールを守っているか?

適正なエネルギー量や栄養バランスを保っているか、制限がある場合は、塩分やたんぱく質摂取の基本を守っているかなどを、チェックしてもらう

取り組みを記録して専門家に見てもらう

食事や運動、自宅での測定など、自分自身で取り組んだことは、すべて記録をとっておきます。その記録は受診時に必ず持っていき、主治医や看護師、管理栄養士に見せます。自分の取り組みを評価してもらいましょう。

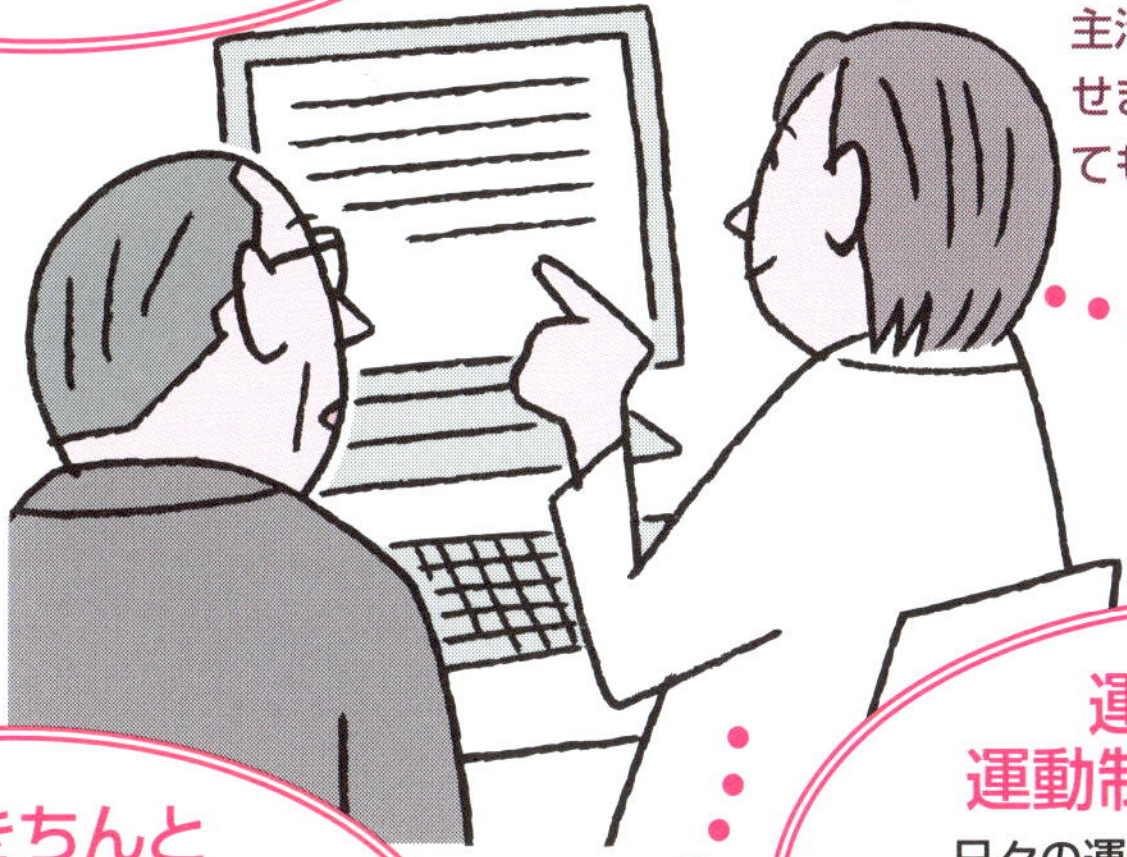

血糖値、血圧、体重、食事内容、運動など、毎日記録をつける(68ページ参照)。日記をつけるように習慣にするとよい

運動または 運動制限は十分か?

日々の運動量が十分かどうか、評価してもらう。運動制限がある場合は、日常の行動について確認し、問題があればアドバイスをもらう

薬をきちんと のんでいるか?

血糖や血圧の値がよくない場合は、薬の服用について確認する。きちんとのんでいるのに値が悪い場合は、主治医との相談が必要

無症状なので モチベーションの維持が大事

腎機能が低下しても、かなり悪化するまで、自覚症状はありません。そのため、最初こそ熱心に生活改善に努めても、やがて取り組みが重要とわかっていながらも、やる気は低下しがちです。

自己管理に対する意欲が低下する大きな要因は、症状がない病気だけに、努力に対する成果が目に見えないことでしょう。そこで、検査値をグラフのような目に見える形にしたり専門家の評価を受けたりすると、モチベーションを維持しやすくなります。

透析予防外来を活用しよう

治療の進めかたがよくわからない場合は、「透析予防外来」を設けている医療機関を受診するのも手。医師だけでなく看護師や栄養士などが、腎臓病の生活療法の専門家として、患者さんといっしょに腎症の治療を考えてくれます。

透析を検討するとき

生活が変わるので周囲に相談し、協力を得る

医師から透析をすすめられると、「ついにきたか」と落ち込むかもしれません。透析のことをよく理解し、家族や周囲の人の協力を得て、前向きに取り組みましょう。

具体的なイメージで不安も和らぐ

透析の導入には、不安や抵抗がある人も多いもの。治療法をくわしく聞き、導入後の生活をイメージすると、前向きに受け入れやすくなります。すでに透析を始めている人と話をするのもよいでしょう。

▼血液透析のイメージ

受診して透析を受ける。透析室を訪れて、実際に透析を受けている様子を見学する

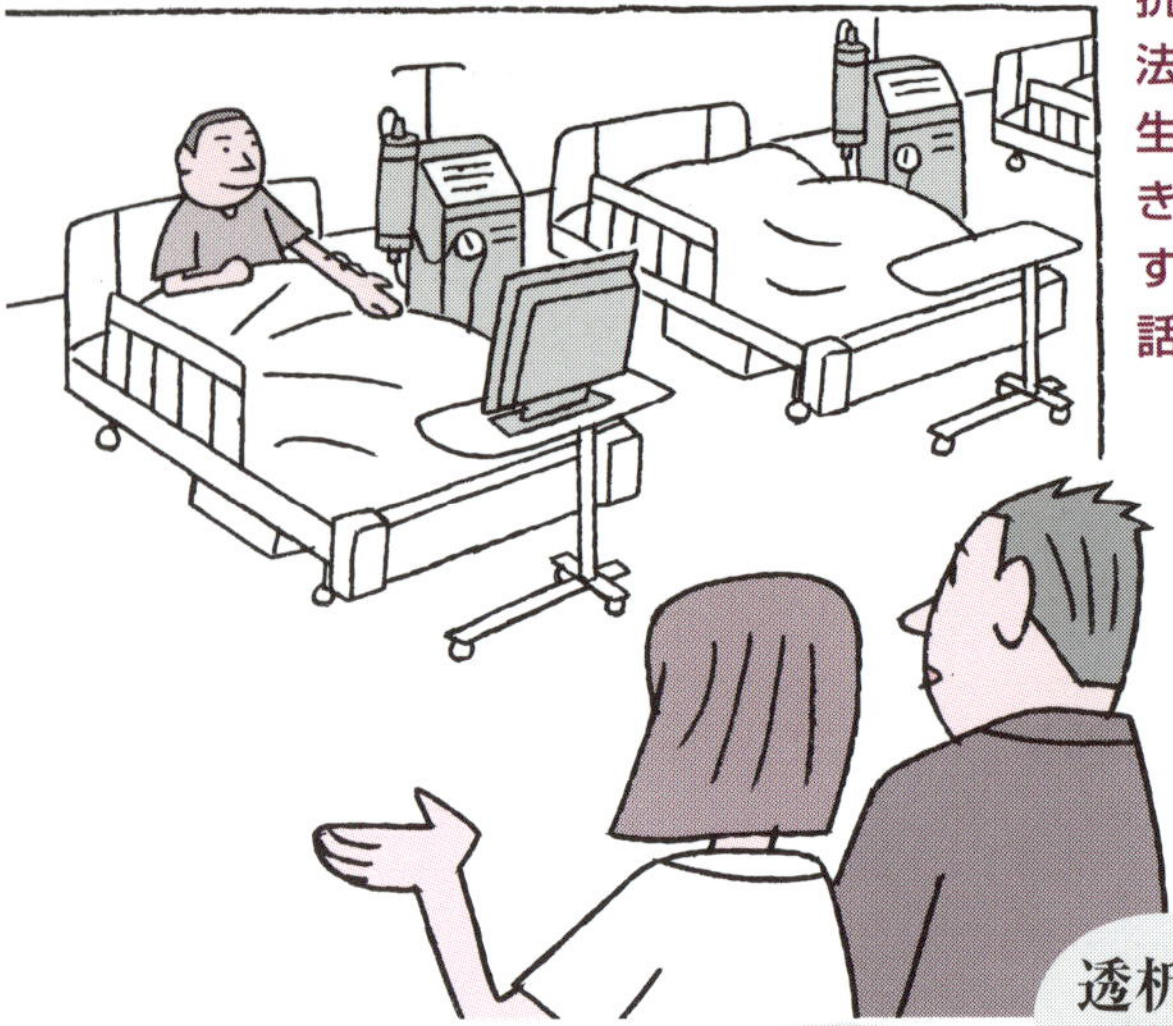

2つの透析方法をよく理解し、通院のタイミングや、仕事・家庭など、透析している自分や、透析導入後の生活をイメージする

透析の間隔

透析中の様子

異常が起きたときの対応法

何かあったときにすぐ相談できるか

検査の内容、頻度

体調が悪化したときなど、万が一の対処法も聞いておこう。医療スタッフに相談しやすいか、という人間関係も大切

腹膜透析のイメージ▶

透析は自宅や職場でもできる。1日に数回、透析液を自分で交換する。実際の交換の様子を見学させてもらおう

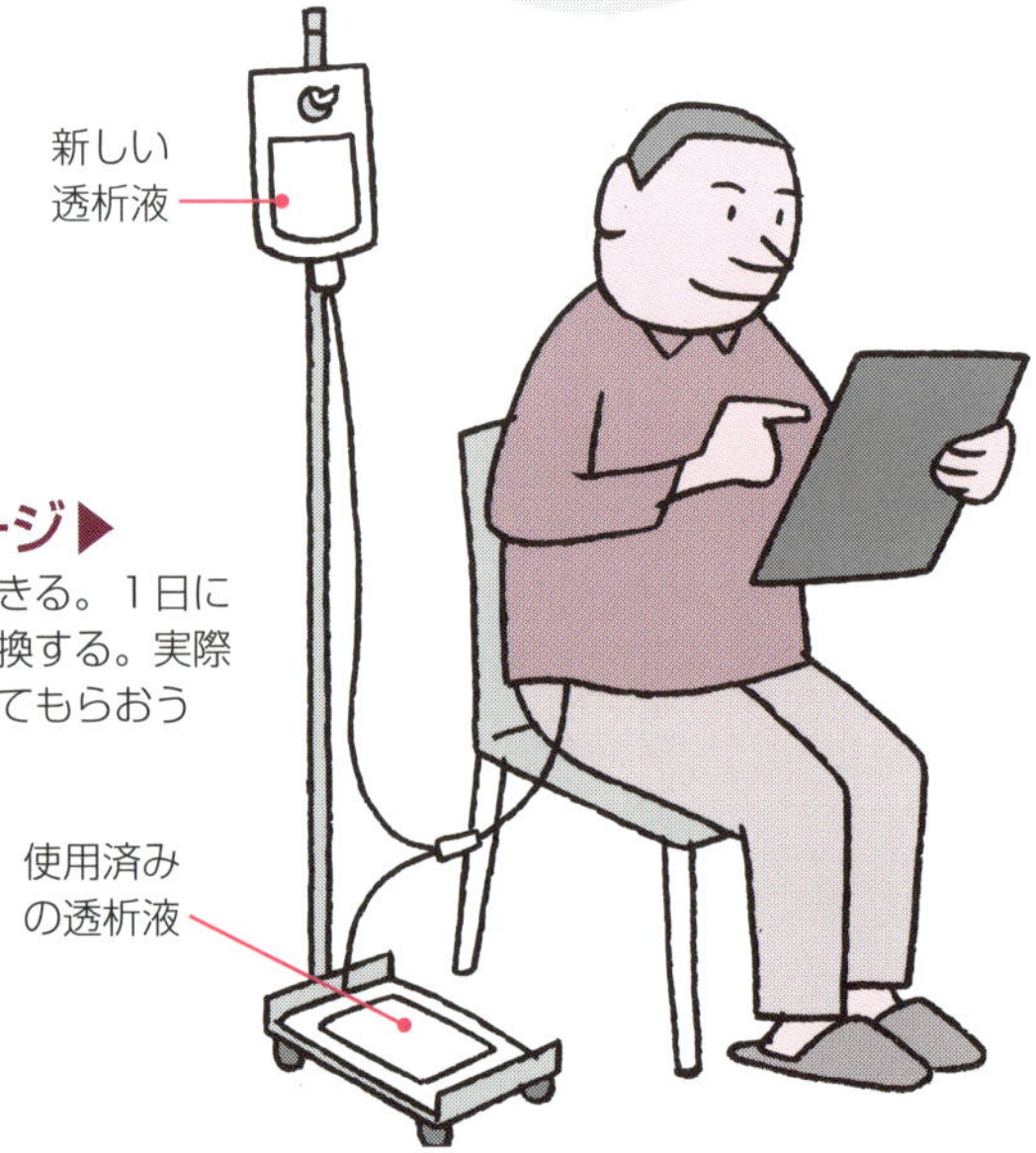

透析に向けて仕事や生活の問題をなくす

透析導入後は、以前の生活とは変わってきます。家族や職場など、周囲の理解と協力が必要になります。安心して治療できるよう、前もってよく話し合っておきましょう。

家族への相談

●病気への理解

本人といっしょに家族も病気や透析についてよく勉強し、理解を共有する。本人が１人で不安や嘆きを抱え込まないよう、家族が支える

●サポート内容

透析が始まると、それに適した食事や薬、体の管理など、気をつけるべき点が種々ある。精神的サポートだけでなく、本人が１人でできないことは手助けしていく

職場への相談

●仕事内容

肉体労働や、長時間の立ち仕事、深夜・早朝の勤務などは、制限を受ける。上司や人事担当者などと話し合い、デスクワークなど負担の少ない仕事に変更してもらう

●勤務時間

腹膜透析は昼休みに透析液の交換が必要なので、時間や場所を確保する。血液透析の通院は、週３回、所要時間４時間が一般的。どちらも休暇や早退が必要になったり、残業や夜勤が難しいことも。勤務を調整してもらう

●出張の可否

腹膜透析や腎移植では可能。血液透析も出張先で透析が受けられるよう、あらかじめ手配しておけば可能。しかしひんぱんな出張は難しいと考えて

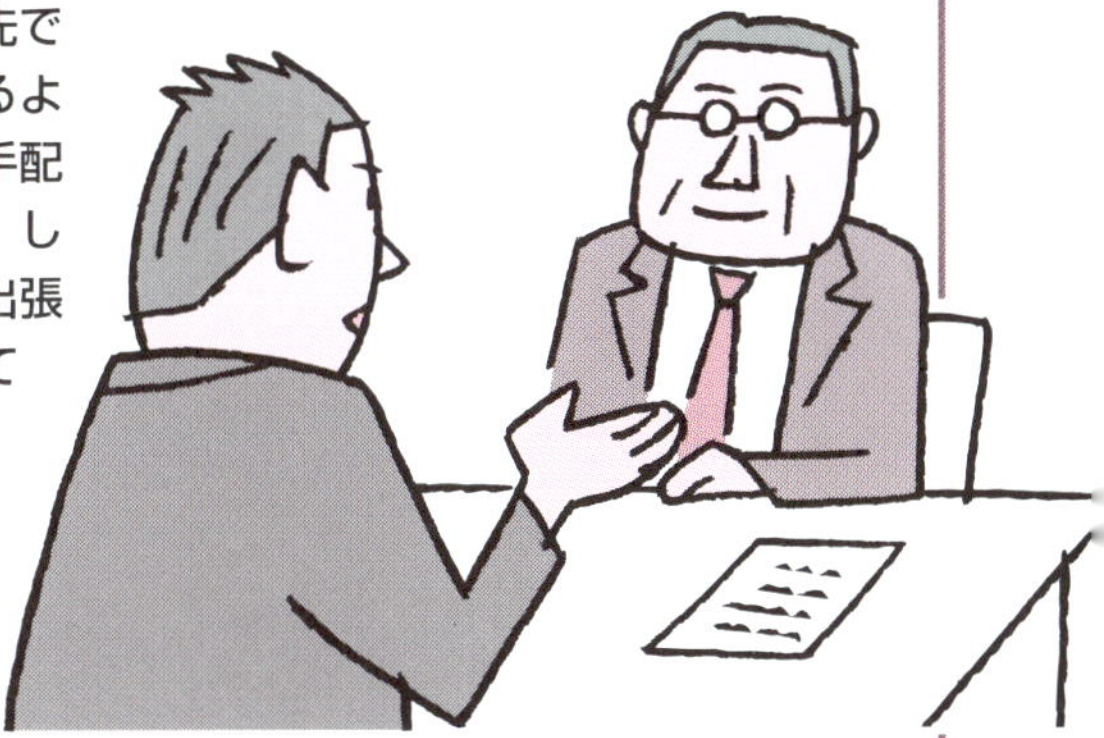

上司や産業医も交えて相談を。できれば通勤時間も、30分～1時間程度にするとよい

特定疾病療養受療証で医療費の補助を受ける

透析の治療費は、「特定疾病療養受療証」を申請して交付を受ければ、毎月の自己負担額を１～２万円に抑えられます。身体障害者手帳の交付対象にもなるので、公的制度を利用して経済面の問題を軽減しましょう。

いかにスムーズに透析に入るかも視野に入れる

腎臓の働きが極端に悪くなると、血液を浄化して老廃物を体外に排出する役割を何らかの方法で代替しないと、命にかかわります。それが「人工透析（透析）」で、血液透析と腹膜透析があります。

血清クレアチニン値が八mg／dL以上か、尿毒症の症状が現れたときが、導入の目安です。遅すぎると、尿毒症や合併症が起きやすくなります。糖尿病性腎症は、血清クレアチニン値が低くても心不全などが起こりやすく、早めに導入の検討を始めることがあります。

透析を始めるとき

二つの方法から選び、手術を受けてから始める

透析の方法には血液透析と腹膜透析があり、双方の長所・短所を考え合わせて自分に合ったものを選びます。始める前に手術を受けて準備しておく必要があります。

機械が自動で浄化「血液透析」

腕に設置したシャントから、血液をろ過器に送り込んで、自動的にろ過します。週3回通院し、1回4時間ずつおこないます。現在、透析のほとんどが、血液透析です。

長く受けるためにも自己管理が重要

血液透析にしても腹膜透析にしても、実際に透析を始める前に、準備期間が必要です。

血液透析では、大量の血液を体外に出すための「シャント」を、腕の内側につくる手術をおこないます。腹膜透析では、透析液を腹膜に出入りさせるための「カテーテル」という管の設置をします。

シャントやカテーテルの衛生と保持は、自分自身でおこなわなくてはなりません。透析後はたんぱく質などの制限がゆるやかになりますが、注意点は多くあります。自己管理を徹底して、透析治療中のトラブルを防ぎましょう。

手術　血管を太くする

血液透析導入の準備として、動脈と静脈をつなげて血管を太くし、血液が大量に流れる道をつくる手術をおこないます。シャントは、通常利き腕ではないほうの腕につくります。

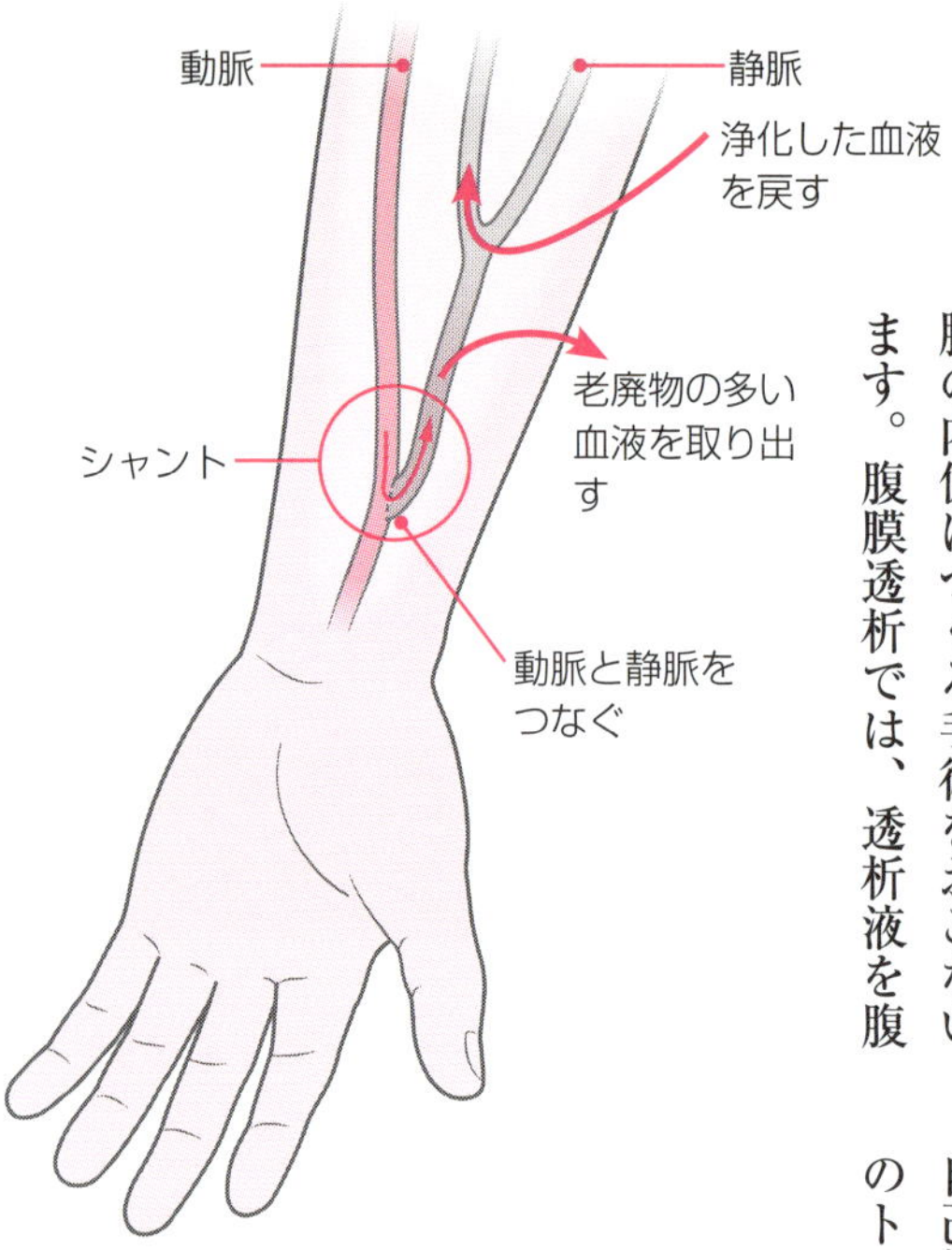

動脈
静脈
浄化した血液を戻す
老廃物の多い血液を取り出す
シャント
動脈と静脈をつなぐ

DATA

シャント造設術

- 入院：数日〜1週間程度（日帰りもあり）
- 時間：1時間程度
- 場所：透析導入の指導が受けられる総合病院や大学病院

透析 機械と医療スタッフに血液浄化を任せる

医療スタッフが、血液を取り出すための針と、戻すための針を腕に刺します。あとは血液が機械に流れていき、自動的にろ過され、自動的に体内に戻ります。そのあいだ、患者さんは読書やテレビを見るなど自由に過ごします。

腕から取り出した血液は、透析機器を通過して、老廃物や余分な水分などを除去される

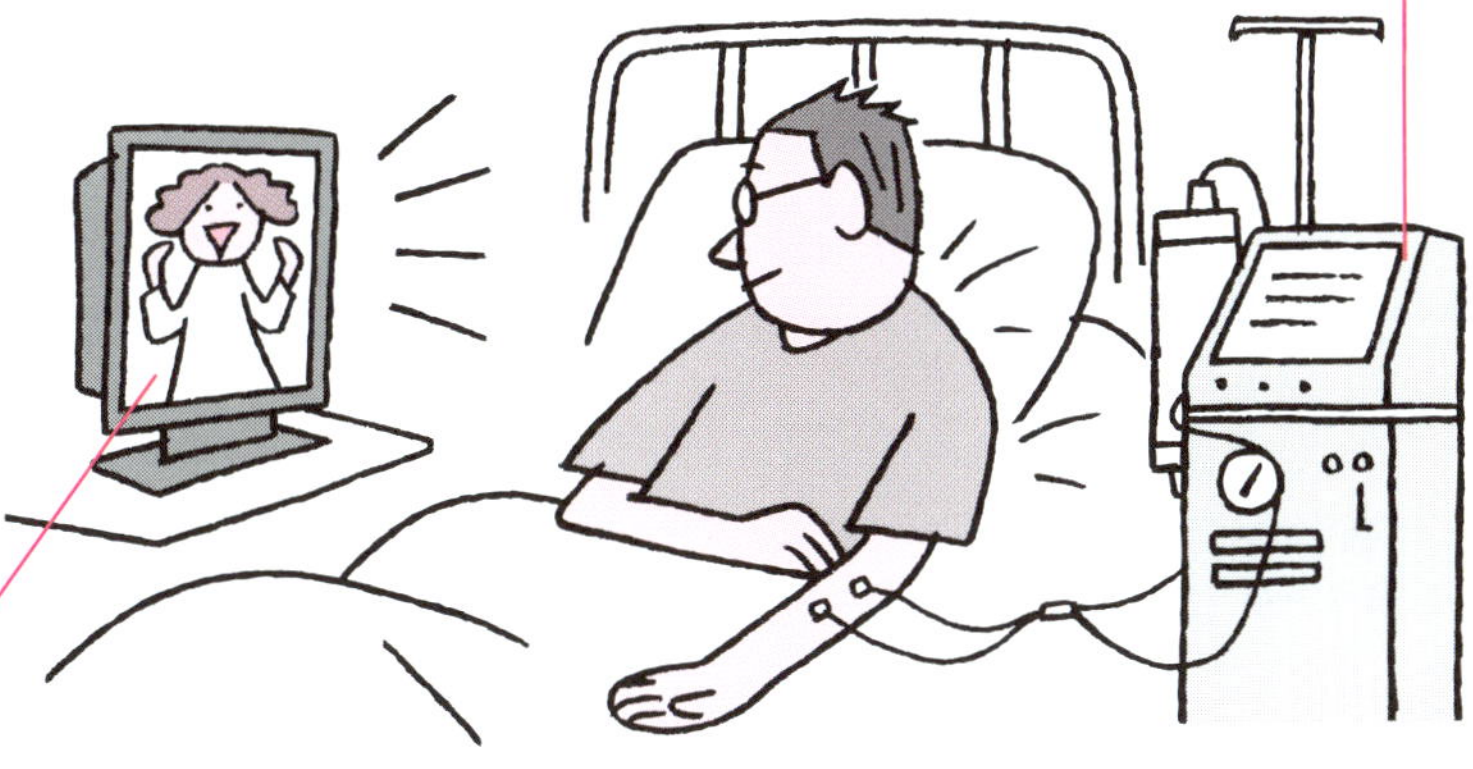

ベッドにはテレビが備え付けられていることが多い。パソコンなどを持ち込んで仕事をする人もいる

生活 水太りしないよう食事を管理する

透析と透析のあいだは、体内に水分がたまりやすく、水太りで体重が増加します。水がたまりすぎると、血管や心臓に負担がかかるため、食事の摂取制限が必要です。

体重の目標

余分な水分のないときの体重を「ドライウェイト」という。透析のない期間は、少しずつ体重が増えるが、透析後にドライウェイトに戻るようにする

▼目標値

●中1日…体重あたり3%以内

●中2日…体重あたり5%以内

1日の食事の目標

たんぱく質は、標準体重1kgあたり1.0〜1.2g。塩分の摂取は6g未満を厳守。食事以外の水分は、ドライウェイト1kgあたり15mL＋《プラス》尿量。カリウムは1.5g以内に、リンは700mg以内にする

▼目標値

●塩分…1日6g未満

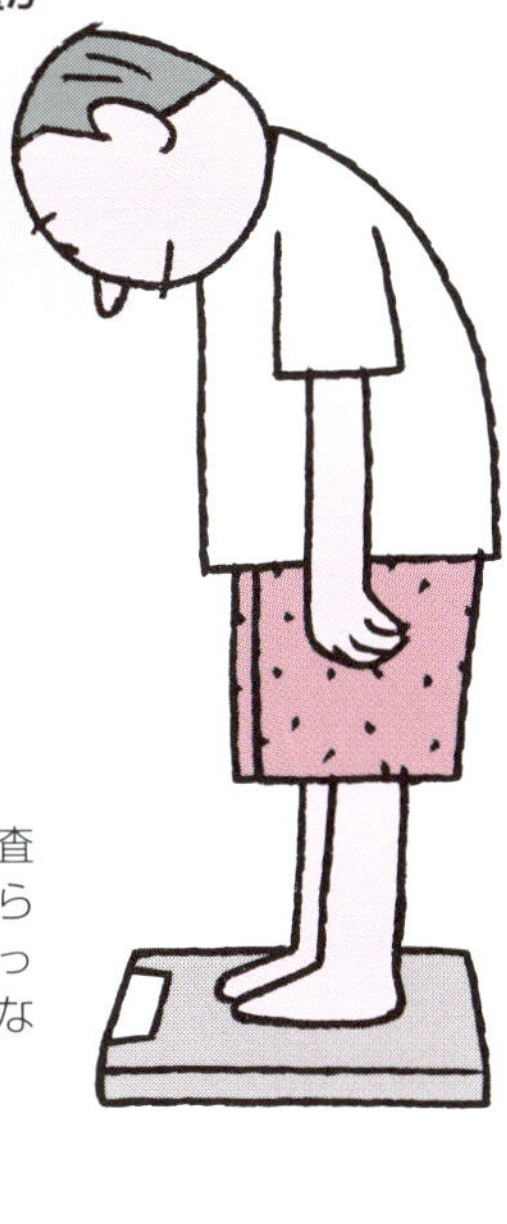

ドライウェイトは、検査値や症状、血圧などから決められ、透析が始まってからも体の状態をみながら調節される

塩分は日本糖尿病学会・編著『糖尿病治療ガイド2016-2017』文光堂、2016年、ほかは村井勝・監修『透析導入テキスト』南江堂、2005年による

手術・入院　カテーテルを入れる

準備として、透析液を出し入れするためのカテーテルという細い管を、おへその下あたりに埋め込みます。手術後すぐ透析を始めます。入院中に、透析の手技や緊急時の対応法などの教育を受け、問題なくできるようになったら退院します。

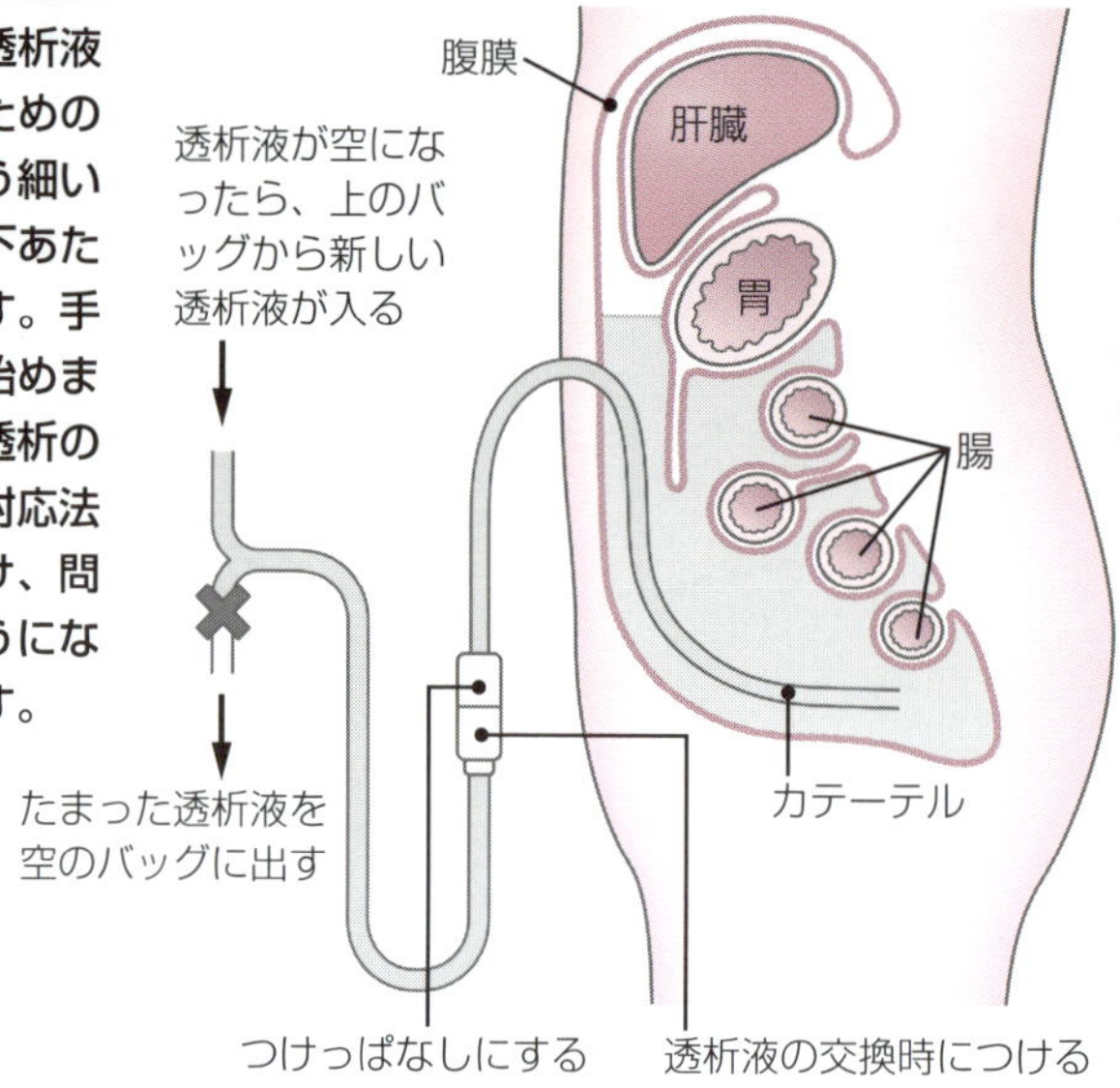
腹膜
肝臓
胃
腸
透析液が空になったら、上のバッグから新しい透析液が入る
たまった透析液を空のバッグに出す
カテーテル
つけっぱなしにする
透析液の交換時につける

体や生活への負担が少ない「腹膜透析」

おなかにある腹膜を透析膜として利用する方法です。通院の回数や透析による副作用が少ないのですが、感染予防などの自己管理がより重要です。腹膜の透析機能は徐々に低下するため、いずれは血液透析に移行します。

DATA

カテーテル留置術

- ●入院：1ヵ月程度
- ●時間：1時間程度
- ●場所：大学病院や総合病院など

透析　自分で透析液を入れ替える

カテーテルを経由させて、使用済みの汚れた透析液を排出し、新しい透析液を入れます。1日3～4回、1回につき20～30分ほどかかります。

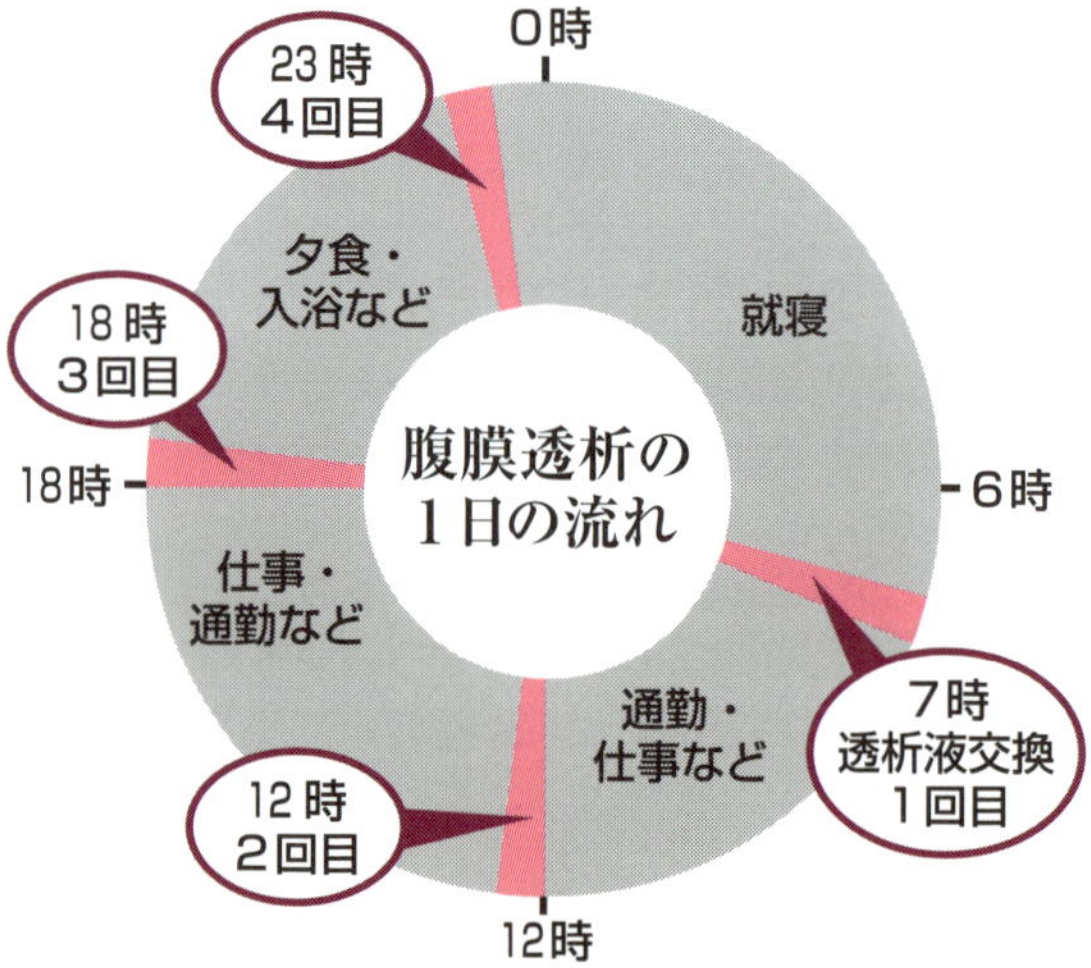
0時
23時
4回目
夕食・
入浴など
就寝
18時
3回目
18時
腹膜透析の
1日の流れ
6時
仕事・
通勤など
通勤・
仕事など
7時
透析液交換
1回目
12時
2回目
12時

生活　制限は血液透析よりもゆるめ

水太りの心配が少ないため、水分や塩分の摂取制限は血液透析よりもゆるやか。拘束時間が少ないので、仕事や趣味、旅行など、行動の自由度が高いのも特徴です。

腎移植はほぼ健康な状態になれる方法

日本ではまだ少ないのですが、選択肢として、健康な腎臓を移植する治療法もあります。提供者がいるなどの条件が整えば、検討してみましょう。

手術で新しい腎臓を移植する

配偶者や親族などに、健康な腎臓を提供してもらう「生体腎移植*」、亡くなった人の腎臓をもらう「献腎移植」があります。献腎移植は、年間200人程度です。

ほかの人から腎臓を一つもらって移植する

透析に比べ、他人の健康な腎臓を移植する「腎移植」は、理想的な治療法といえます。移植後五年経っても問題なく腎臓が機能している確率は、九〇%以上です。

一般的には、透析を経て移植手術を受けます。近年、新しい方法の研究も進み、成功率が高まっています。

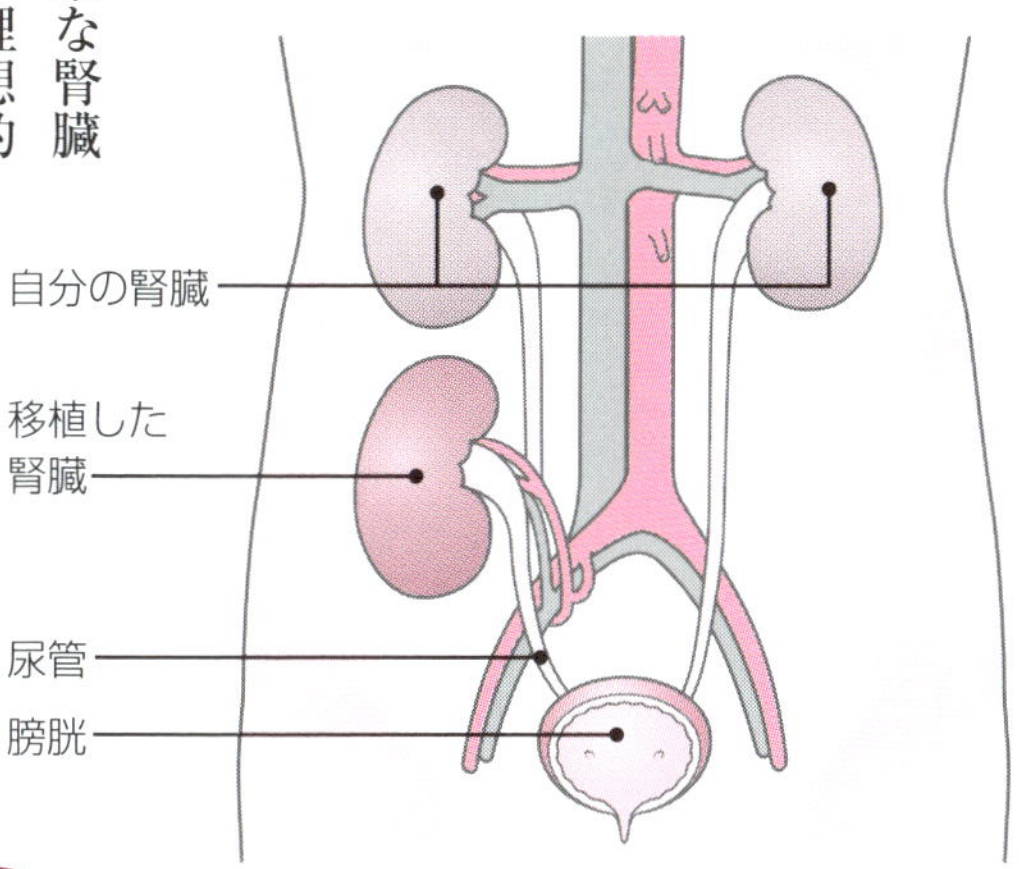

腎移植のしくみ▶

自分の腎臓を残したまま、新しい腎臓を下腹部に移植する。血管どうしをつなぎ、尿管を膀胱につなぐ。血液が移植した腎臓に流れ込めば、腎臓が働き始める

一生薬をのみ続け、感染症を予防する

腎移植後は、拒絶反応を抑えるために、免疫抑制薬を服用。副作用として免疫力が低下するため、感染予防に努める

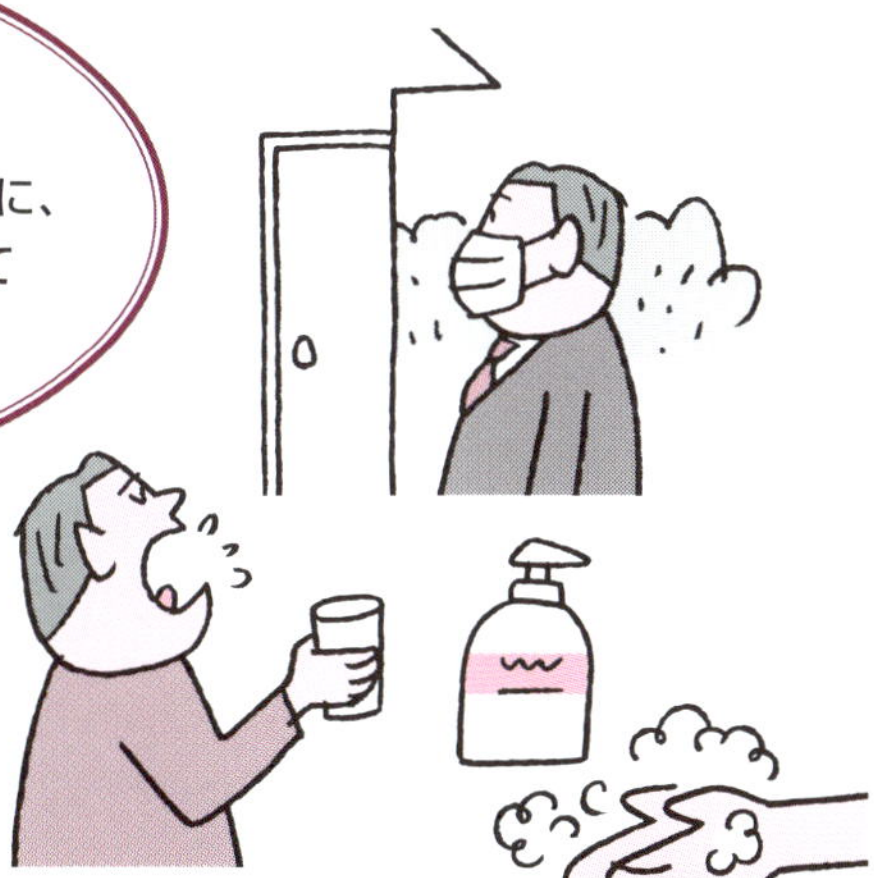

マスクや、うがい、手洗いを習慣にしよう

DATA

- 入院：2〜6週間
- 時間：4時間程度
- 場所：移植手術を受けられる大学病院など

＊生体腎移植のドナーの条件は、６親等以内の血族、配偶者と３親等以内の姻族（日本移植学会「生体腎移植のドナーガイドライン」より）

足の異常の治療

色の変化や傷を目で確認し、異常はすぐに治療

神経障害で痛みをあまり感じなくなると、思わぬ落とし穴が。日ごろ目で確認しにくい足の裏などのケガが悪化し、大事にいたることがあるので、注意が必要です。

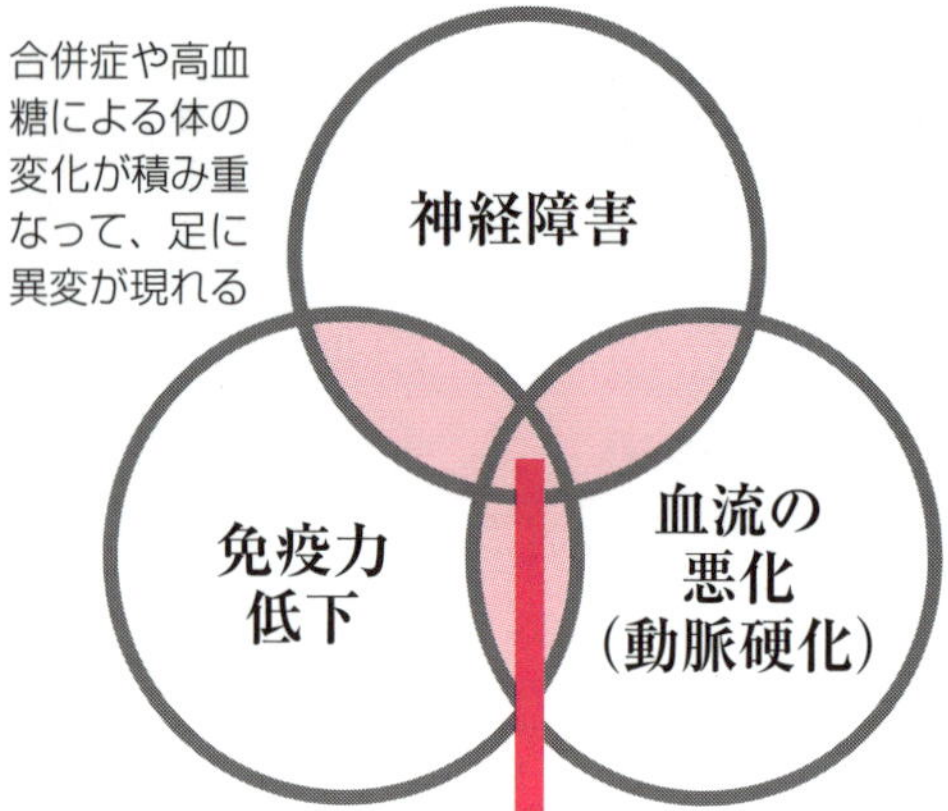
合併症や高血糖による体の変化が積み重なって、足に異変が現れる
神経障害
免疫力低下
血流の悪化（動脈硬化）

合併症が重なって足の異常を起こす

神経障害で痛みを感じにくいことや、感染症にかかりやすく、ちょっとした傷でも重症化しやすいこと、足はふだん目に触れにくいことといった要因が重なって、足に病変ができやすくなります。

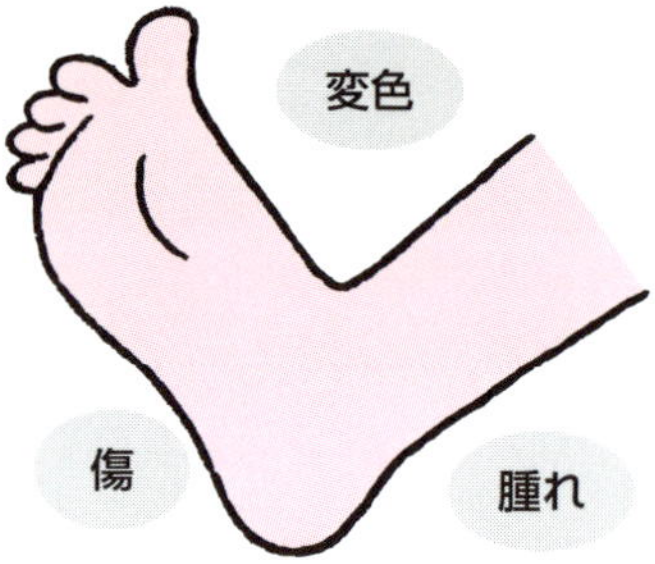
変色
傷
腫れ

色や皮膚の変化、傷があったらすぐに医療機関へ

足病変

軽症

- たこ・うおのめ
- 爪の異常（巻き爪など）
- 皮膚炎（水虫など）
- 皮膚の乾燥、傷

靴が合わない、爪の切り方が悪く巻き爪になる、乾燥でひび割れができる、むれて水虫になるなど、ちょっとした足の異常が起きる

ほうっておくと

重症

- 潰瘍《かいよう》（ただれる）
- 壊疽（組織が死んだ状態）

足の病変に気づかず放置していたり、病変に対する処置が悪かったりすると、細菌に感染して膿《う》むなど、どんどん悪化していく

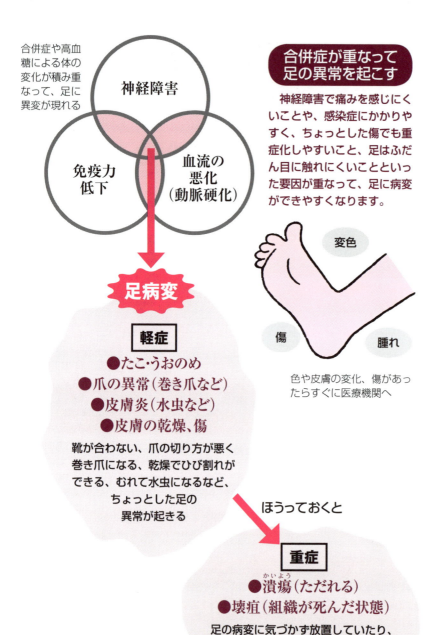

異常の発見が遅れがち。セルフケアで防ぎ、見つける

　神経障害や免疫力の低下があると、たこやうおのめ、かかとのひび割れなどの足のトラブルが重症化しやすくなります。ほうっておいたり、正しく処置しなかったりすると、やがては皮膚の壊疽や潰瘍が起き、最終的に足を切断することにつながりかねません。

　神経障害がある人はもちろん、すでに足にトラブルを抱えている人や、透析を受けている人、腎不全の人、閉塞性動脈硬化症のある人、網膜症などで視力の低下している人、一人暮らしの人などが、潰瘍や壊疽まで進みやすいといわれています。

　足の異常は早く発見して、必要な処置をすばやく受け、悪化を防ぐことが重要です。そのために、日ごろから足の観察とケアを継続していくようにします。

軽症のうちに治療しケアする

　きっかけは小さな病変なので、入浴時などにふだん目に触れない部位も、異常がないかどうかチェックしておきます。病変のケアのしかたも見直しておきましょう。

セルフケアを徹底

●皮膚の乾燥

神経障害で足に汗をかかなくなるため、皮膚が乾きやすくなる。皮膚が荒れると、細菌や刺激物などの異物が入りやすく、皮膚トラブルのもとに。保湿クリームなどを利用して、乾燥を防ぐ

●傷（靴ずれなど）

足はつねに清潔を保ち、足に合った靴をはき、傷ができないよう注意。入浴時などに、足の裏などふだん目に触れない場所も、よく観察する習慣をつける

皮膚科で治療

●たこ・うおのめ

●爪の異常

●皮膚炎

皮膚に何らかの変化があったら、自己判断で放置したり処置したりせず、必ず皮膚科でみてもらう。専門医から、適切な対処法も教えてもらおう

重症 になったら

入院して治療し、必要なら手術を受ける

入院して、抗菌薬を使う。脚への血流が悪くなっているときは、血管を広げる手術などが必要になることも。このような治療法により、足を切断するケースは減少している

免疫力低下の対策

セルフケアとワクチンで感染症を防ごう

糖尿病があると、免疫力が低下して、感染症が重症化しやすくなります。

体調の変化に気をつけ、軽いうちに受診して、正確な診断と的確な治療を受けておきましょう。

特に注意すべきは 皮膚・尿路・呼吸器

感染症は、全身に起こる可能性があります。重症化すると怖いのは、皮膚や尿路、呼吸器などに起こるもの。合併症がある人ほど重症化しやすいので、特に注意が必要です。

皮膚　水虫やカンジダ症が全身に起こる

免疫力が低下すると、健康な人なら問題のない身近な病原体による病変ができ、治りきらずに全身に広がります。異常を発見したら、すぐに受診しましょう。

▼セルフケアのポイント

- ●毎日入浴し、体を毎日洗う
- ●入浴後に保湿する（夏以外）
- ●足を毎日見て正しいフットケアをする（自分で見られない人は家族に頼む）
- ●傷は適切に処置する

清潔にすることと、正しい処置をすることが大切。フットケア外来（67ページ参照）なども利用しよう

▼異変のサイン

- ●かゆみ、痛み
- ●ただれ、できもの
- ●足病変

痛みやかゆみ、ただれ、傷などがあれば、感染症を疑い、すぐ受診。ふだんから、皮膚をよく観察しておく。視力異常のある人は、家族にも協力してもらおう

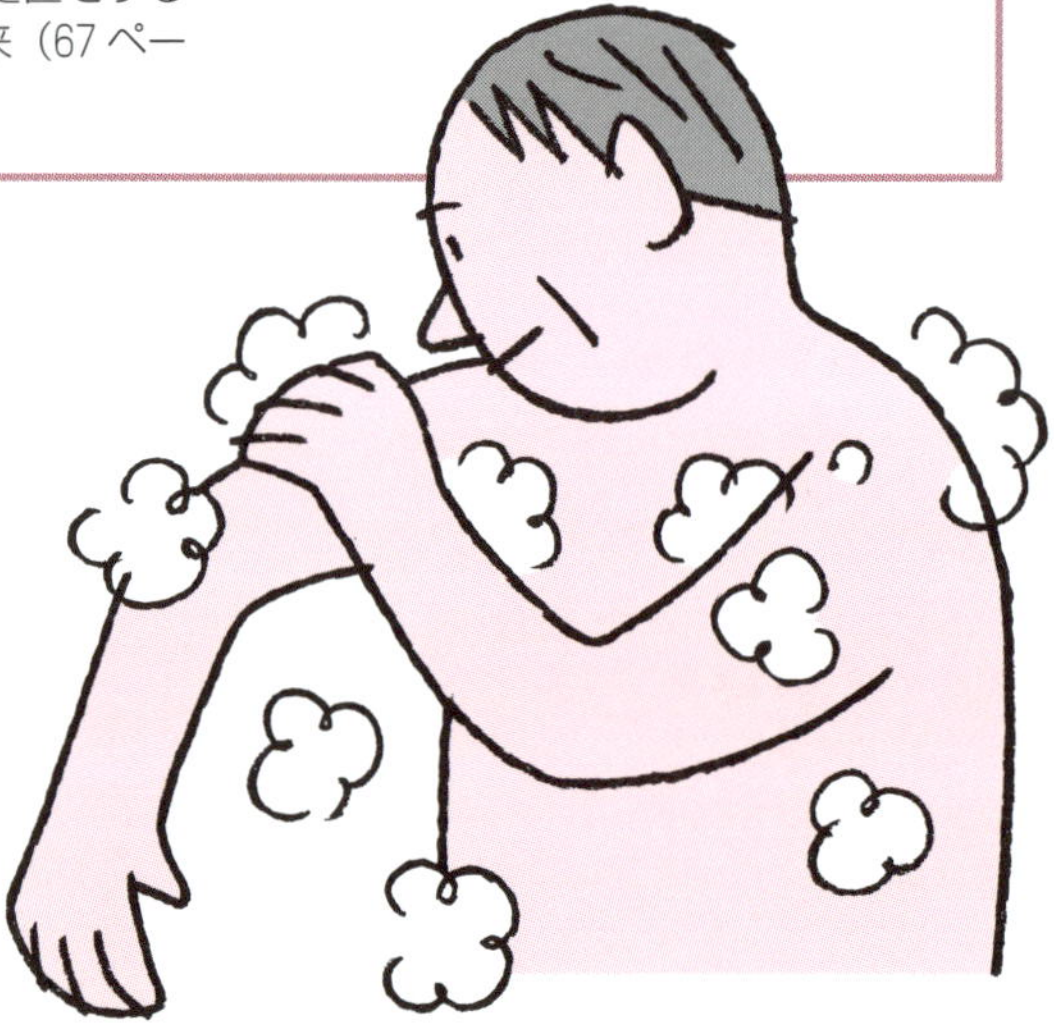

石けんを泡立てて、手でなでるように洗う。タオルでゴシゴシこすらない

体調の変化は必ず受診し、処方された薬を正しく使う

何らかの感染症にかかったら、たとえ軽いかぜであっても、重い肺炎へと進むことが少なくありません。体調や皮膚などに変化があ

呼吸器　すぐ肺炎になり、肺結核の発症や再発が多い

軽いかぜ程度だったのに、肺炎にまで進みやすく、死亡率も高いのが特徴です。忘れられがちですが肺結核も起こりやすいので、特に経験のある人は再発に注意を。

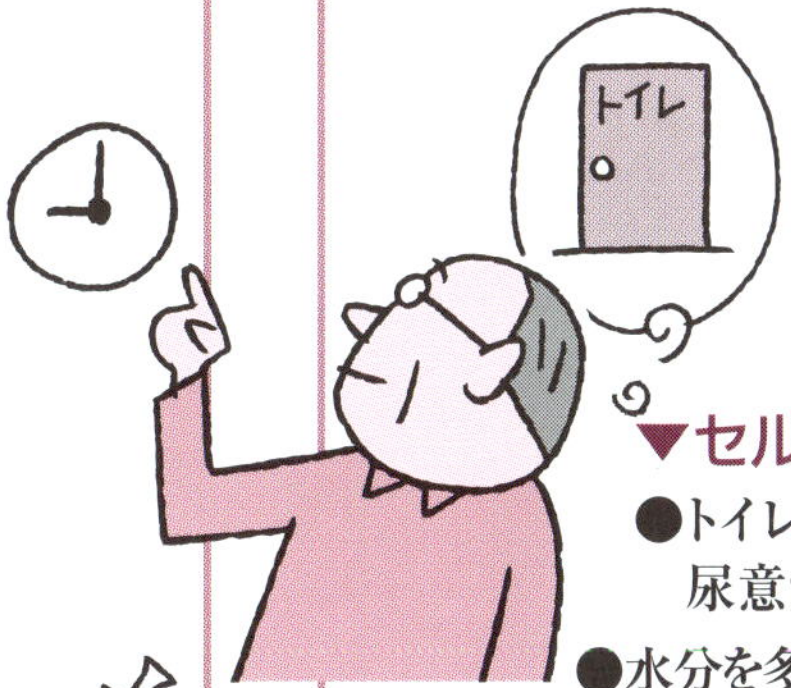

▼セルフケアのポイント

- ●外出時はマスクをつける
- ●外出から室内に入ったら
  うがいと手洗いを必ずする
- ●禁煙する
- ●予防接種を受ける

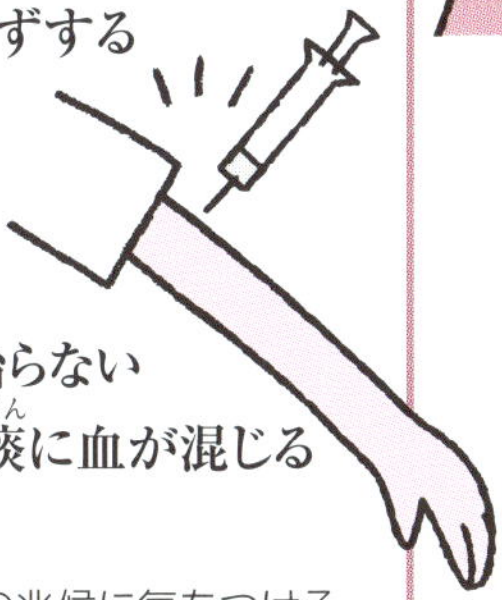

▼異変のサイン

- ●かぜが1週間以上治らない
- ●寝汗をよくかく　●痰《たん》に血が混じる
- ●呼吸が苦しい

せき、発熱、息苦しさなどの兆候に気をつける。特にかぜが長引くときや重くなったようなときは、肺炎を疑ってすぐに受診を

尿路　膀胱炎が治りにくく、腎臓に膿がたまることも

大腸菌などが、膀胱や腎盂《じんう》までのぼって繁殖し、炎症を起こします。通常より治りにくく、繰り返すことも少なくありません。悪化すると腎臓の周囲に膿がたまることも。

▼セルフケアのポイント

- ●トイレに行く時間を決めて、
  尿意がなくても排尿する
- ●水分を多めにとり、排尿回数を増やす
  （透析を受けていない人）

▼異変のサイン

- ●尿が残っている感じがある
- ●排尿回数が多い
- ●排尿時に痛みや不快感がある
- ●背中が痛い　●37.5℃以上の発熱がある

頻回の尿意にもかかわらず排尿が少ない、排尿時に痛みがあるときなどは、要注意。インスリン治療中の閉経後の女性は、特に注意が必要

糖尿病の人が受けておきたい予防接種

- ●インフルエンザ
  （毎年10～12月ごろ、1回接種）
- ●肺炎球菌（65歳以上で1回接種）

インフルエンザや肺炎には、ワクチンという予防法があるので、積極的に受けておきたいもの。自治体によっては無料または割引の制度があります。福祉課や保健課などの窓口で聞いておきましょう。

れば、様子を見ず、すぐに医療機関を受診しましょう。自己判断で市販薬を使うと、薬によっては血糖値が上がることもあります。

治療の基本は、血糖値を厳しくコントロールすることと、抗生剤などで病原体を取り除くこと。病状が軽くなるよう、処方された薬はきちんと使ってください。

感染症があると、血糖値が上昇する傾向があります。場合によっては、感染症がおさまるまで、一時的にインスリンの注射をおこなうこともあります。

COLUMN

家族で治療に取り組む雰囲気づくりを

患者さんは気持ちを抱え込まない

糖尿病と診断されたり、合併症の発症を告げられたりすると、「なぜ自分が」「これからどうなるのか」といった思いが去来し、少なからず気持ちが落ち込むものです。

不安や困惑などのマイナス感情を一人で抱え込んでいると、うつ病になることもあります。医師や看護師、家族などの周囲の人に話すようにすると、気持ちが軽くなります。趣味をもち、気晴らしの時間をつくることも大切です。

患者さんは

趣味の時間をもち家族と話をしよう。不安感が軽くなり、治療に前向きになれる

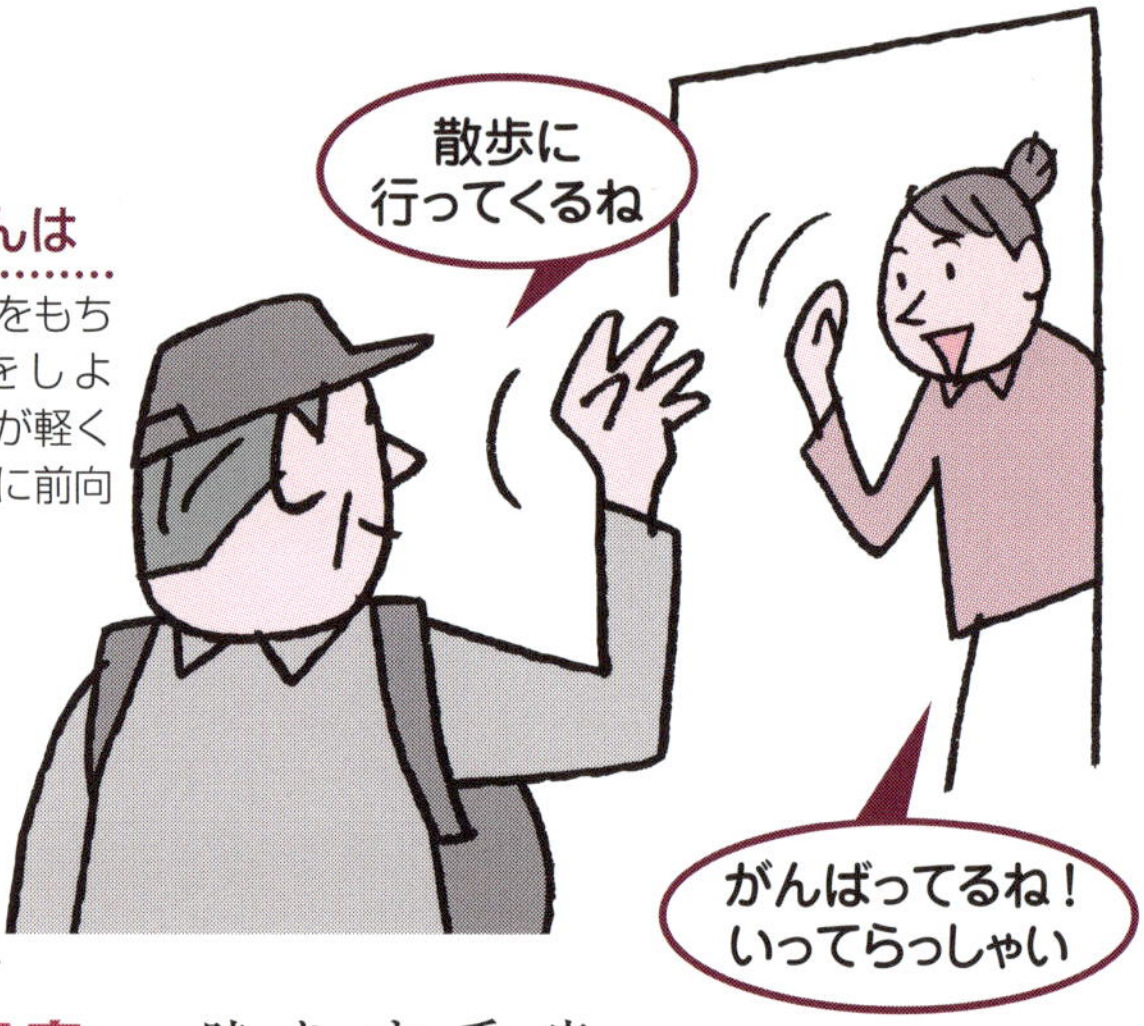
散歩に行ってくるね
がんばってるね！いってらっしゃい

家族は

批判や無関心はNG。一声かけるだけでも、本人のはげみになる

家族のさりげない気遣いが患者さんの支えになる

糖尿病の治療や合併症の予防・早期発見は、自己管理が中心。はじめこそ気をつけていても、やがてついなおざりになりがちです。

しっかりと自己管理を続けるために、ぜひ協力してほしいのが、家族など周囲の人たちです。一人だと「もういいか」となりがちですが、周囲のはげましや共感、愛情あふれた一言が、意欲を高めてくれます。寄り添う気持ちで支えましょう。

健康ライブラリー イラスト版

糖《とう》尿《にょう》病《びょう》は先《さき》読《よ》みで
防《ふせ》ぐ・治《なお》す
ドミノでわかる糖《とう》尿《にょう》病《びょう》の将《しょう》来《らい》

2017年8月8日 第1刷発行

監 修	伊藤 裕（いとう・ひろし）
発行者	鈴木 哲
発行所	株式会社講談社 東京都文京区音羽二丁目12-21 郵便番号 112-8001 電話番号 編集 03-5395-3560 販売 03-5395-4415 業務 03-5395-3615
印刷所	凸版印刷株式会社
製本所	株式会社若林製本工場

N.D.C. 493 98p 21cm

ISBN978-4-06-259816-3

●編集協力　オフィス201（勝又理夏子）　重信真奈美　佐藤道子
●カバーデザイン　松本 桂
●カバーイラスト　長谷川貴子
●本文デザイン　勝木デザイン
●本文イラスト　渡部淳士　千田和幸

■監修者プロフィール

伊藤 裕（いとう・ひろし）

慶應義塾大学医学部腎臓内分泌代謝内科教授。京都市生まれ。1983年京都大学医学部卒業、同大学大学院医学研究科博士課程修了。米国ハーバード大学医学部博士研究員、同スタンフォード大学医学部博士研究員。2002年京都大学大学院医学研究科臨床病態医科学講座助教授を経て、2006年から現職。現在、日本内分泌学会代表理事。専門は糖尿病血管合併症、高血圧、再生医学、抗加齢医学と多岐にわたり、"内臓のプロフェッショナル"として活躍。メタボリックシンドロームと糖尿病などの生活習慣病、心臓病、慢性腎臓病、脳血管障害の関連を明らかにした「メタボリックドミノ」を世界で初めて提唱。大きな反響を巻き起こし、メタボリックドミノ研究の第一人者として、多くの人々の生活習慣病の軽減に貢献する。高峰譲吉賞、日本糖尿病合併症学会 Expert Investigator Award など受賞多数。

主な著書は、『なんでもホルモン』（朝日新聞出版、2015年）、『臓器の時間』（祥伝社、2013年）、『健康は「内臓さん」で決まる』（サンマーク出版、2012年）、『からだに、ありがとう』（やくみつるとの共著、PHP研究所、2012年）、『腸！いい話』（朝日新聞出版、2011年）、『臓器は若返る』（朝日新聞出版、2010年）など多数。テレビ出演は、「NHKスペシャル」「みんなの家庭の医学」など多数。

■参考資料（発行年順）

書籍
●日本糖尿病学会・編著『糖尿病治療ガイド2016-2017』文光堂、2016年
●小松康宏・監修『健康ライブラリー イラスト版 腎臓病のことがよくわかる本』講談社、2016年
●大鹿哲郎・監修『健康ライブラリー イラスト版 目の病気がよくわかる本』講談社、2016年
●日本糖尿病学会・編著『糖尿病治療の手びき 改訂第56版』日本糖尿病協会・南江堂、2014年
●門脇孝、真田弘美・編『すべてがわかる 最新・糖尿病』照林社、2011年
●日本認知症学会・編『認知症テキストブック』中外医学社、2008年
●小杉圭右、佐藤利彦・監修『糖尿病合併症まるわかり事典』メディカ出版、2008年
●医療情報科学研究所・編『病気がみえるVol.3 糖尿病・代謝・内分泌』メディックメディア、2008年
●日本糖尿病学会・編『糖尿病療養指導の手びき 改訂第3版』南江堂、2007年
●村井勝・監修『透析導入テキスト』南江堂、2005年
雑誌
●『糖尿病ケア』メディカ出版、2016年Vol.13No.7/2015年Vol.12No.10/2015年Vol.12No.4/2015年Vol.12No.3/2014年Vol.11No.11/2014年Vol.11No.2
●『最新医学』最新医学社、2015年7月増刊号

講談社　健康ライブラリー　イラスト版

高血圧を自分で下げる5つの習慣

自治医科大学内科学講座循環器内科学部門主任教授
苅尾七臣　監修

「睡眠中に下がらない」「寝起きに急上昇」は危険なタイプ。
たった5つの習慣で24時間パーフェクトにコントロール！

定価　本体1300円(税別)

心臓リハビリ
心臓病の悪化、再発を防ぐ

榊原記念病院循環器内科部長
長山雅俊　監修

手術・治療後の心臓を守る最新リハビリ法を図解。
発作の恐怖や日常生活への不安を解消しよう！

定価　本体1300円(税別)

脳梗塞の防ぎ方・治し方

東京都済生会中央病院院長
高木　誠　監修

半身に力が入らない、ろれつが回らない……見過ごし
やすい前ぶれ症状から再発を防ぐ治療法まで徹底図解。

定価　本体1200円(税別)

目の病気がよくわかる本
緑内障・白内障・加齢黄斑変性と網膜の病気

筑波大学医学医療系眼科教授
大鹿哲郎　監修

目の見え方に不安を感じたら今すぐ検査と対策を！
最新治療と見やすさを助ける生活術を徹底解説。

定価　本体1300円(税別)

まだ間に合う！ 今すぐ始める認知症予防
軽度認知障害（MCI）でくい止める本

東京医科歯科大学特任教授／メモリークリニックお茶の水院長
朝田　隆　監修

脳を刺激する最強の予防法「筋トレ」&「デュアルタスク」
記憶力、注意力に不安を感じたら今すぐ対策開始！

定価　本体1300円(税別)

腎臓病のことがよくわかる本

聖路加国際病院副院長　腎臓内科部長
小松康宏　監修

腎臓は知らないうちに弱っていく！　生活習慣の
改善法から薬物療法の進め方、透析の実際まで徹底解説。

定価　本体1300円(税別)

講談社　こころライブラリー　イラスト版

うつ病の人の気持ちがわかる本

大野　裕、NPO法人コンボ　監修

病気の解説本ではなく、本人や家族の心を集めた本。
言葉にできない苦しさや悩みをわかってほしい。

定価　本体1300円(税別)

認知症の人のつらい気持ちがわかる本

川崎幸クリニック院長
杉山孝博　監修

「不安」「恐怖」「悲しみ」「焦り」の感情回路。症状が進む
につれて認知症の人の「思い」はどう変化していくのか？

定価　本体1300円(税別)